DU

DRAINAGE DES OS

APPLIQUÉ AU TRAITEMENT

DES NÉCROSES CENTRALES

PAR

Le Dr J.-Elie PÉCAUT,

Ancien externe des hôpitaux de Paris.

PARIS

A. PARENT, IMPRIMEUR DE LA FACULTÉ DE MÉDECINE

29-31, RUE MONSIEUR-LE-PRINCE, 29-31

1880

DU

DRAINAGE DES OS

APPLIQUÉ AU TRAITEMENT

DES NÉCROSES CENTRALES

PAR

Le Dr J.-Elie PÉCAUT,
Ancien externe des hôpitaux de Paris.

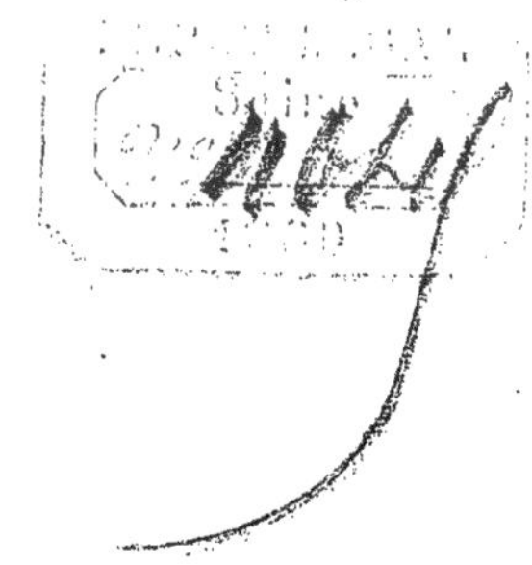

PARIS
A. PARENT, IMPRIMEUR DE LA FACULTÉ DE MÉDECINE
29-31, RUE MONSIEUR-LE-PRINCE, 29-31

1880

MEIS ET AMICIS

A M. Edmond SCHERER

Sénateur.

Hommage de respectueuse reconnaissance.

A M. J. MOISSENET

Médecin honoraire de l'Hôtel-Dieu de Paris.

Mon cher et vénéré maître,

Vous avez dirigé mes premiers pas dans les études que je termine aujourd'hui, et pendant les années qu'elles ont remplies, vous n'avez cessé de me témoigner votre bonté. Permettez-moi de placer votre nom en tête de ces quelques pages et de vous les offrir comme un faible témoignage de ma profonde gratitude.

DU

DRAINAGE DES OS

APPLIQUÉ AU TRAITEMENT

DE LA NÉCROSE CENTRALE DES OS LONGS

L'objet de ce travail est d'exposer et d'étudier un mode particulier de traitement que nous avons vu appliquer aux nécroses centrales des os du membre inférieur, dans le service du Dr Després, à l'hôpital Cochin. Ce traitement consiste dans le passage et le maintien longtemps prolongé d'un tube Chassaignac au travers du foyer. Nous avons nous-même suivi, observé et noté plusieurs cas de ce genre, et à ces observations personnelles nous avons joint celles que M. Després a consignées à l'article *Nécrose*, dans son ouvrage de *Chirurgie journalière*. Nous n'ignorons pas que d'autres chirurgiens drainent les foyers de nécrose après l'extraction des séquestres. C'est ainsi que nous avons entendu M. le professeur Verneuil, dans une de ses plus récentes cliniques, rapporter le cas d'une femme à laquelle il avait pratiqué l'évidement du premier métatarsien et passé un drain à travers l'os (1). Mais nous croyons que l'emploi du drain n'est pour eux qu'un accessoire du traitement destiné, par exemple, à favoriser le lavage du foyer à l'aide de liquides antiseptiques, et qu'il n'a qu'une durée passagère. Toute autre, on le verra, est la méthode du Dr Després, pour qui le drainage est l'élément essentiel, presque unique du traitement, et qui en prolonge l'emploi pendant de longues années. Quoi qu'il en soit, si une telle méthode a été ou est appliquée, les observations n'en ont point été publiées, et il nous a été impossible d'en trouver la moindre mention, soit dans les récents ouvrages spéciaux, soit dans les discussions non moins récentes qui ont eu lieu au sein des sociétés savantes. C'est pourquoi nous avons cru qu'il ne serait pas inutile de rassembler les documents dont nous disposions sur ce point, et d'en faire le sujet de notre thèse.

L'étude de la nécrose touche de près à des questions si ardues, si épineuses, sur lesquelles l'accord est si loin d'être fait parmi les maîtres les plus éminents, que nous nous serions interdit un tel sujet s'il avait dû nous amener sur le terrain de la pathogénie. Mais, outre les raisons de prudence et de réserve auxquelles nous engage notre

(1) Voici cette observation : une femme de 50 ans, présentait au niveau du premier métatarsien droit une tuméfaction considérable : abcès, fistules multiples, douleurs très vives, marche impossible. On diagnostique une ostéo-périostite d'origine probablement tertiaire. La malade paraissant très faible : régime tonique, quinquina, etc. Après quelques jours, élargissement des fistules, rugination et évidement de toute la cavité osseuse, « *passage d'un tube à travers l'os* », et injections antiseptiques. Réaction peu intense. Dégonflement, amélioration très notable. Mais la malade succomba rapidement à un érysipèle interne ; elle avait des lésions cardiaques et un foie cirrhotique.

incompétence, une excursion sur ce terrain serait tout à fait en dehors des limites que notre sujet nous trace, sujet de pure chirurgie pratique, simple étude d'un mode opératoire particulier. La nécrose une fois constituée, quelle qu'en soit l'origine (ostéomyélite, scrofule, syphilis, traumatisme, etc.), il s'agit simplement d'étudier comment elle se comporte sous l'influence de ce traitement particulier.

Quelle que soit la cause de la mortification du tissu osseux, qu'elle résulte d'une plaie, d'une contusion, d'une congélation, d'une brûlure, ou qu'elle apparaisse consécutivement à la suppuration spontanée de l'os, ou qu'elle soit liée à une diathèse scorbutique, scrofuleuse, tuberculeuse, syphilitique ou autre, la nécrose, quand elle est devenue centrale, quand un manchon entoure et limite une cavité contenant des séquestres, a une durée presque indéfinie. Chez les très jeunes enfants, selon M. le professeur Gosselin (1), elle se termine après une période de trois ou quatre ans. (Encore croyons-nous qu'il faut pour cela qu'un traitement énergique ait été appliqué dès le début.) Mais, en dehors de ces conditions exceptionnelles, il est extrêmement rare d'observer une prompte guérison ; on voit, au contraire, la maladie prolonger son évolution, à travers des alternatives de guérison apparente et de retours offensifs pendant un espace de dix, quinze, vingt ans, souvent davantage. C'est ainsi que M. le Dr Trélat, dans une séance de la Société de chirurgie, a cité le cas d'un malade auquel il avait pratiqué la désarticulation de la cuisse pour

(1) Cliniques chirurgicales de la Charité, t. I, p. 435.

une lésion osseuse, suite d'une ostéomyélite remontant à quarante ans auparavant.

Tricot (De la nécrose, 1836) dit que le traitement primitivement employé contre la nécrose un peu étendue fut l'amputation.

Suivant Weidman (De necrosi ossium, 1793), c'est à un chirurgien arabe, Albucasis, que reviendrait l'initiative de l'enlèvement des séquestres. Plus tard, au XVIIe et au XVIIIe siècle surtout, on voit Scultet, Duverney et J.-L. Petit proscrire nettement l'amputation et tenter la cure par l'extraction des parties mortifiées.

David, de Rouen (Observation sur une maladie des os connue sous le nom de nécrose, 1782), formule les règles qui doivent guider le chirurgien, décrit les deux incisions semi-elliptiques, l'emploi du trépan, de la gouge et du maillet.

Jobert, dans son Mémoire sur la nécrose et la trépanation des os, a préconisé l'usage du trépan, et en a précisé le mode d'application.

Parmi les auteurs modernes, MM. Rigaud, de Strasbourg, et Ollier, de Lyon, ont proposé l'extraction, pour le calcanéum en particulier.

M. Chassaignac a appliqué sa méthode aux foyers purulents symptomatiques. « Dans la nécrose de la totalité de la mâchoire, dit le Dr Després, dans la *Chirurqie journalière*, le drainage des abcès sous-périostiques a donné d'excellents résultats, sans pourtant empêcher les récidives. »

Nélaton et Follin résument ainsi les règles à suivre:

1° Favoriser le travail de réparation du séquestre en modérant les symptômes locaux et généraux qui l'accompagnent.

2° En déterminer chirurgicalement l'expulsion quand les efforts de l'organisme n'y suffisent pas.

3° Recourir à la résection, à l'amputation même quand l'élimination semble impossible.

Enfin M. Sédillot, dans son travail sur l'évidement des os, a prescrit l'ouverture du foyer par la trépanation et le grattage, la rugination méthodique des parois, suivie d'un pansement suppuratif.

A part quelques différences de procédé ou quelques additions, variables suivant les opérateurs, telles que la cautérisation, l'injection anti-putride, etc., nous croyons que l'évidement est la méthode qui est aujourd'hui généralement adoptée. C'est celle que recommande, dans son récent travail sur l'ostomyélite, M. professeur Lannelongue. Il ajoute que, s'il y a indication, il faut procéder à l'ablation, à la résection complète de toutes les parties malades, cela par des procédés variables.

Or il importe d'établir que ce mode de traitement est loin d'être infaillible, qu'il ne donne pas toujours de brillants résultats, et qu'il n'oppose à la marche de la maladie qu'un obstacle momentané, qu'un arrêt d'une durée variable, de quelques années ou de quelques mois, selon les cas. En veut-on des exemples ? Sans sortir des observations qui font le sujet de cette étude, nous voyons que l'un de nos malades avait subi l'évidement du foyer pratiqué par Nélaton lui-même, probablement selon toutes les règles, avec toute la rigueur et l'habileté désirables : onze années après, il est encore sous le coup des mêmes symptômes.

Un autre de nos malades est successivement opéré par MM. Cruveilhier et Sée ; à peine a-t-il quelques mois de répit, puis il est repris des mêmes accidents et voit sa nécrose progresser de plus belle.

M. le professeur Lannelongue, dans le remarquable travail que nous avons déjà cité, rapporte un cas plus probant encore, s'il est possible : N. X..., 35 ans, nécrose du calcanéum, évidement pratiqué par Nélaton. En 71, M. le professeur Richet lui ampute la cuisse. On constate, à l'examen de la pièce, que tous les trajets fistuleux aboutissent à une cavité centrale, et que le tissu spongieux baigne dans le pus.

M. le professeur Gosselin, au cours de son ouvrage « Cliniques chirurgicales de la Charité », cite un fait analogue, emprunté à sa propre pratique. Il s'agit d'un homme de 35 ans, qui, depuis l'âge de 18 ans, a une nécrose non traumatique de la partie supérieure de l'humérus. Trois ans après le début, il est soigné a l'hôpital Cochin par M. Gosselin, qui opère l'extraction d'un séquestre, la rugination du foyer et la cautérisation des parois au fer rouge. Malgré cette opération si complète, le malade sort avec cinq trajets fistuleux qui ne se sont pas oblitérés pendant *dix ans*. A cette époque, M. Gosselin, après une incision préalable, découvre le foyer, fait l'extraction d'un séquestre superficiel, non invaginé, puis celle d'un second séquestre, celui-là invaginé, bien plus long et plus large que le premier, enfermé dans un canal ouvert à son extrémité supérieure et se terminant en bas en cul-de-sac. « Cette opération, ajoute l'éminent chirurgien, suffira-t-elle pour amener une guérison radicale ? « je n'ose l'espérer. »

Il nous serait aisé de multiplier les faits de ce genre, tant ils abondent dans l'histoire de la nécrose. Mais il nous suffit de ces exemples, empruntés à la pratique des maîtres les plus autorisés, pour montrer que l'ouverture, la rugination, l'évidement du foyer, suivis même de la cautérisation, restent sans efficacité réelle, et n'apportent qu'un soulagegement momentané. Il faut en effet, comme cela ressort des faits déjà cités, pour apprécier la valeur d'un traitement de la nécrose, non pas s'attacher au résultat immédiat, mais prolonger l'observation pendant de longues années. C'est ainsi que les nombreux cas de guérison « définitive » dûs à la trépanation, que l'on trouve relatés dans la thèse de P. Perret, perdent presque toute leur autorité faute d'avoir été suivis au delà d'un ou deux mois après la sortie de l'hôpital.

Quelle est la raison de cette impuissance d'une méthode opératoire pourtant si énergique ? Elle n'est pas, croyons-nous, difficile à trouver. Parlant du malade que nous avons cité quelques lignes plus haut, M. le professeur Gosselin expose les motifs qui le font douter du succès de l'opération : « Ainsi que je vous l'ai dit, il y a des esquilles qui peuvent échapper à l'attention, et d'un autre côté de nouvelles portions d'os peuvent se nécroser et donner lieu à de nouvelles poussées inflammatoires..... Je ne me dissimule pas que cette conservation de l'intégrité de l'humérus a un côté fâcheux; c'est l'existence dans l'épaisseur de l'os d'un canal ouvert par en haut, et terminé en bas par un cul-de-sac. Le pus va sans doute croupir dans ce canal, dont il sera difficilement expulsé, d'où peut-être la nécessité de pratiquer plus tard avec un poinçon une contre-ouverture destinée à s'opposer à la stagnation des liquides. Il y a dans la persistance de ce canal, long d'environ trois centimètres, une condition désavantageuse, qui peut entretenir la suppuration et l'hecticité et prolonger la maladie. » Quelque temps plus tard, M. Gosselin ajoute : « Le malade n'a point eu de fièvre, n'a pas présenté de complications ; mais l'os continue à suppurer, le pus s'écoule difficilement de ce canal, malheureusement ouvert en haut, dans lequel était contenu le séquestre. Nous y avons fait matin et soir des injections phéniquées, en conduisant dans le canal une sonde en gomme à laquelle on adapte la canule d'une seringue. Le malade désire retourner dans son pays, et nous lui avons montré comment ces injections doivent être faites. »

Le séjour, la rétention du pus dans la cavité de la nécrose, avec ou sans fragments oubliés, telle est en effet, croyons-nous, la cause principale, peut-être la seule cause de la continuation du travail pathologique. Et cette cause, l'ouverture artificielle du foyer, même suivie d'évidement, ne la supprime pas plus définivement que ne la supprime l'ouverture spontanée, fistuleuse, accomplie par la nature seule. Quand, à la suite d'une poussée aiguë, le pus s'est frayé un chemin vers l'extérieur, par un nombre parfois très considérable de fistules (14 dans notre dernière observation), le malade n'est-il pas à peu près dans les conditions mêmes où le met l'ouverture chirurgicale, ne voit-on pas le foyer se vider, des séquestres sortir? Et n'observe-t-on pas, en raison même de cette voie libre ouverte aux liquides et aux solides, un temps d'arrêt, une rémission? Puis, qu'arrive-t-il? Les portions nécrosées ont été évacuées, l'écoulement purulent a graduellement diminué, et la plaie, ou les plaies, se cicatrisent au milieu des symptômes d'une guérison trompeuse; mais ce temps de répit ne tarde pas à faire place à un nouveau retour offensif: les fistules anciennes se rouvrent, ou de nouvelles s'établissent et l'écoulement affirme le travail caché de la maladie, qui n'avait pas cessé de s'opérer.

Nous voyons la même série de phénomènes se dérouler à la suite de l'intervention chirurgicale ordinaire. L'ouverture du foyer, par le trépan ou la gouge, même suivie de l'évidement, n'est en somme qu'un procédé d'extraction des séquestres. Ici encore, nous voyons les symptômes locaux, douleurs, tuméfaction, abolition de fonctions, écoulement, s'effacer et disparaître. Mais au bout de peu de temps la plaie des parties molles s'est refermée, la prison osseuse s'est de nouveau reconstituée, retient le pus, souvent des séquestres inaperçus, et la mortification de l'os reprend une activité nouvelle (1).

M. le Dr Després, dans l'ouvrage déjà cité, montre avec la dernière netteté ce rôle prédominant du pus dans la mortification indéfinie de l'os. Il établit que si le travail d'ossification periphérique, qui, parallèle au travail destructif, forme un manchon aux parties nécrosées, a l'avantage de s'opposer aux fractures et de maintenir la continuité du levier osseux, en revanche il constitue un immense inconvénient, au point de vue de la marche et du traitement. Il emprisonne, en quelque sorte, le loup dans la bergerie,

(1) Nous trouvons dans le mémoire de Jobert de Lamballe, une autopsie instructive sur ce point: La nommée Silly (Louise), entrée à 16 ans à Saint-Louis, 3 avril 1835, pour une ostéite des adolescents, siégeant sur la face antérieure du tibia gauche: fistules par où sortent des fragments nécrosés, suppuration abondante. L'exploration à l'aide d'un stylet fait reconnaître une nécrose invaginée. Incision, trépanation, extraction du séquestre. Réunion de la plaie par un point de suture. Guérison et cicatrisation complète. Voici ce qu'était la prétendue guérison: La malade succombe un an après; à l'autopsie on trouve: 1° des poumons adhérents, farcis de tubercules; 2° à la partie moyenne et supérieure du tibia, on aperçoit une excavation profonde, dont le grand diamètre est vertical et le petit transversal, recouverte par une cicatrice mince, adhérente à l'os, pâle extérieurement, vasculaire et rouge profondément. Cette nouvelle peau enlevée, je trouvai que l'excavation, dont la profondeur était d'environ 1 pouce, et la longueur de 4 pouces, était en partie remplie par une substance gélatiniforme, grise, molle, ne participant en rien à l'ossification. » (Jobert de Lamballe, in Journ. hebd.)

le pus dans le foyer, et ce pus assure indéfiniment la perpétuité de la nécrose. M. Després se demande pourquoi au contraire lorsque, après une amputation, il y a nécrose de l'extrémité osseuse, dès que le séquestre est éliminé (et il l'est dans ces cas très rapidement), la nécrose fait halte, se limite, et guérit. Une seule raison peut être invoquée pour expliquer une différence si caractéristique : l'issue libre, largement ouverte aux liquides, leur écoulement incessant et facile.

« Telles sont encore, dit l'éminent chirurgien, les nécroses superficielles des os dénudés, et des portions d'alvéoles atteintes de nécrose, qui s'éliminent sans accidents, et sont suivies d'une guérison définitive, quinze mois après le début s'il s'agit d'une portion de mâchoire, dix-huit mois après s'il s'agit d'une nécrose de l'extrémité de la diaphyse chez les jeunes sujets.

« La nécrose centrale des os a une gravité exceptionnelle. La cavité où est enfermé un séquestre, fût-il du plus petit volume, est toujours plus grande que le séquestre. Aussitôt celui-ci éliminé, il n'y a point de bourgeonnement des os suffisant pour remplir tout le foyer, le pus séjourne dans ce foyer, et, pour peu qu'il y soit retenu, il exerce une compression sur les bourgeons charnus de l'os et les détruit. Une portion nouvelle de l'os est dénudée, et voilà une nécrose nouvelle qui va se produire dans une étendue variable. Ce travail alternatif peut durer de longues années. C'est pour des cas de ce genre que Velpeau proposait l'amputation comme offrant la seule chance possible de guérison. »

L'influence du pus sur la mortification de l'os s'explique aisément et s'éclaire d'une vive lumière, si l'on se reporte aux opinions nouvelles qui se sont fait jour sur le processus de la nécrose, en opposition avec les idées de Troja et de son école, et que M. Gosselin a plusieurs fois exposées soit dans ses cliniques, soit au sein des sociétés savantes, soit surtout dans l'article spécial (1) dont nous avons déjà eu l'occasion de parler.

Suivant M. le professeur Gosselin, la mort de l'os ne provient pas du décollement du périoste, et de la gangrène de la moelle, comme semblaient l'établir les célébres expériences de Troja. Sans doute, quand le périoste est tout entier décollé, que la moelle est tout entière gangrenée, l'os sans communications vasculaires meurt. Mais ces conditions, que Troja produisait artificiellement sur des pigeons, ne se produisent que dans les cas, rares, de nécrose totale de la diaphyse après certaines amputations, ou dans certaines ostéites suppurantes aiguës. La mort de l'os a lieu alors d'emblée, avant que l'ostéite ait eu le temps d'amener de l'hypertrophie. Mais si l'on se place en face de la clinique, on voit que, si le périoste se décolle, c'est en partie seulement, qu'il reste adhérent sur tout le reste de la circonférence. On voit aussi la gangrène de la moelle, mais combien rarement !

« En somme, continue M. Gosselin, voilà un os enflammé. Il a perdu les moyens de nutrition que lui fournissait le périoste dans le point où celui-ci est décollé ou détruit, mais il conserve ceux que lui fournissent : 1° l'organe médullaire ; 2° le périoste resté adhérent là, où, à cause de ses connexions étroites, il est plus difficilement décollé par la suppuration..... Eh bien ! cet os, qui a conservé tant de moyens de nutrition, qui en retrouve quelques-uns par le fait du recollement de son périoste, cet os, dont

(1) Dictionnaire des sciences médicales, art. Os.

l'organe médullaire est resté vivant, comme le démontre l'observation ultérieure, cet os, dis-je, n'en devient pas moins le siège d'une nécrose, tantôt sur un point, tantôt sur un autre, tantôt sur plusieurs, tantôt superficiellement, tantôt profondément. A quoi cela est-il dû? A un élément capital de la maladie, qui n'a pas le temps d'intervenir dans les cas de décollement circulaire du périoste, avec ou sans distruction de la moelle. Cet élément, c'est l'ostéite suppurante elle-même, avec les modifications nutritives qui l'accompagnent. En effet, quand l'ostéite devient suppurative dans l'intérieur même du tissu compacte, où se forme, où se dépose le pus? J'ai déjà dit plus haut que c'était dans les canalicules de Havers. La suppuration les envahit, et alors que deviennent les vaisseaux sanguins? Les uns continuent d'exister et de laisser passer le sang, mais les autres, comprimés par le pus ou détruits par l'inflammation, disparaissent. »

Jobert disait, dans le même sens : « Toutes les causes qui peuvent produire la nécrose se réduisent à une seule, l'arrêt de la circulation, ou l'absence du liquide vivifiant et nourricier. »

Ainsi, nécrose et suppuration osseuse sont en quelque façon les deux faces d'un même phénomène, et la présence du pus dans la trame du tissu osseux suffit à détruire l'apport sanguin et à déterminer la nécrose. N'est-il pas dès lors évident que le meilleur moyen de limiter le mal est d'ouvrir un passage constant, permanent au pus, d'en assurer l'écoulement, non pour un temps seulement, mais aussi longtemps qu'il s'en formera? En s'opposant d'une façon toujours absolue au séjour des liquides, on placera l'os dans l'ensemble des conditions qui seules peuvent permettre l'arrêt du travail destructif et la réparation du foyer

Et,à vrai dire, ce n'est là que l'application à un cas particulier du principe qui guidait M. Chassaignac et qui le conduisit à la découverte et à la généralisation de sa méthode. Il nous souvient avoir entendu un de nos maître des hôpitaux rapporter que, selon Lister, le pus, dès qu'il est même légèrement comprimé, agit mécaniquement pour entraîner de nouveaux éléments dans la suppuration. Si juste qu'elle soit, cette idée-là n'est pas nouvelle, et elle n'est pas née en Angleterre. Il y a longtemps que notre Boyer a dit : le pus engendre le pus. « Pus creat pus. »

Telle est en tout cas l'idée qui a inspiré ce mode particulier de traitement des nécroses : nous pensons qu'elle est d'une rigoureuse justesse théorique. Nous verrons dans la suite quels en sont les résultats pratiques.

Les observations que l'on va lire, et qui sont au nombre de sept, ont toutes été recueillies dans le service de M. Després. Les deux premières sont empruntées à son ouvrage de *Chirurgie journalière*. La troisième se trouve rapportée dans le même ouvrage : mais ayant eu l'occasion de revoir à diverses reprises le malade qui en fait l'objet, nous avons pu la compléter en y ajoutant les renseignements et les appréciations que nous a fourni l'examen direct. Quant aux quatre autres observations, elles ont été recueillies par nous et nous sont personnelles.

Observation I.

(Empruntée à la Chirurgie Journalière du Dr Després).

Le 10 décembre 1871, entre à l'hôpital Cochin, dans le service du Dr Després, le nommé Eugène M... Il avait reçu le 2 avril 1871 un coup de feu à la partie inférieure de la jambe. A son entrée à l'hôpital, ce malade présente une tuméfaction considérable de l'extrémité du tibia droit, et une fistule osseuse; la balle était restée dans l'os.

Le 2 février 1872, dilatation de la fistule, trépanation de l'os, extraction de la balle, qui s'était logée à la partie postérieure du tibia, en avant des tendons fléchisseurs du pied. L'os apparaît dénudé et nécrosé dans toute l'étendue du trajet de la balle. Passage d'un drain dans ce trajet, à travers le tibia : extraction successive de plusieurs séquestres.

Le drain reste en place onze mois; le malade marche avec des béquilles: un mois après l'opération, il peut appuyer le pied sur le sol; le quatrième mois il marche aisément, tout en conservant son drain qui traverse l'os. Au onzième mois, le drain est enlevé. La plaie se cicatrise entièrement et enfin, le 5 avril 1873, le malade sort entièrement guéri. Il a été revu dans la suite, et n'a jamais observé le retour d'aucun symptôme fâcheux.

Observation II.

(Même origine).

Abcès et nécrose centrale du calcanéum. Drainage.

Le nommé Granjean (Emile), âgé de 16 ans, adressé à l'hôpital Cochin par le Dr Blachez, était atteint depuis deux ans d'un gonflement considérable du calcanéum, avec une fistule à la partie interne de l'os; la fistule conduisait au centre du calcanéum.

Le 10 novembre 1873, le malade entre à Cochin. La fistule est d'abord dilatée et l'os exploré. La lésion du calcanéum était bien une nécrose centrale, car l'exploration amena au dehors de petits séquestres.

Le 17 septembre, trépanation du calcanéum dans toute son épaisseur. L'instrument traverse une cavité pleine de petits séquestres. Une contre-ouverture est pratiquée à la face externe du talon et un drain passé à travers le foyer. A partir de ce jour, le petit malade voit son talon diminuer de volume; il peut se lever, marcher avec son drain. En avril 1874, le drain ne laissait plus s'écouler de pus; il fut alors supprimé; mais il se produisit un nouveau suintement, et en mai un drain fut repassé avec la plus grande facilité : un stylet, passé dans le trajet, entraîna un fil auquel le drain était attaché.

En novembre, le drain fut de nouveau enlevé, mais l'os restait un peu tuméfié, et il se produisait toujours un léger suintement. Le drain replacé ne fut enlevé définitivement que le 1er mars 1875. L'enfant resta encore quatre mois dans le service, et sortit définitivement guéri, le 14 mai 1875. Le drain était resté onze mois en place. Le talon est resté un peu gros. A la place des deux orifices par où passait le drain, ou des deux fistules primitives, on voit deux cicatrices profondément enfoncées et adhérentes à l'os. Le petit malade, revu ultérieurement, ne souffre plus, va fort bien et marche facilement.

Ce malade a été revu périodiquement pendant plusieurs années; il est resté définitivement guéri. Il est mort naguère, d'une fièvre continue.

Observation III.

(Même origine).

Plaie du fémur par arme à feu. Nécrose dans le col.

Le nommé Lesage, menuisier, âgé de 41 ans, fut blessé le 18 avril 1871; le fémur était fracturé à son tiers supérieur. Traité irrégulièrement, le blessé eut un cal difforme, et entra à l'hôpital pour des abcès successifs et des fistules au niveau de la fracture.

Le 14 novembre 1872 le malade est mis en traitement. Un séquestre du volume d'une petite noix est extrait par une fistule située sur le trajet du muscle couturier, la fistule ayant été préalablement dilatée. La cicatrisation a lieu, mais, à peine fermée, la plaie se rouvre de nouveau, et l'exploration à l'aide d'une sonde conduit sur l'os mis à nu (30 décembre 1872). Le malade était atteint d'une nécrose chronique du cal de sa fracture.

Le 18 janvier 1873, un drain est placé ; il passe, de la fistule externe, à la partie postérieure de la cuisse, au point où l'on a fait ressortir la pointe d'un long stylet, et traverse le foyer lui-même de la nécrose, c'est-à-dire qu'il passe à travers le cal. La suppuration s'effectue bien; peu après, il sort un séquestre d'un petit volume, de celui d'un petit haricot environ. Un mois après, le malade se promène dans les jardins, avec son drain; sans autre gêne que le frottement du caoutchouc sur la peau. Vers le milieu du mois de mai 1873, il demande sa sortie, et reprend son métier de menuisier.

Plusieurs fois depuis le mois de mai 1873, M. Després a revu ce malade. Il porte toujours son drain. Il travaille la journée normale de menuisier. Il peut faire plusieurs lieues à pied. Les orifices par où sortent les extrémités du drain se sont retirés, enfoncés très profondément, et ne donnent plus qu'un suintement inappréciable.

Ainsi depuis vingt-cinq mois que ce malade porte son drain au travers du foyer de sa fracture, il n'a eu ni abcès, ni érysipèle, ainsi que cela se constate au contraire chez les malades qui ont des nécroses avec fistules et s'obstinent à vouloir travailler.

En décembre 1875, le drain est enlevé, le malade le portait depuis vingt-sept mois. Il n'y a plus de suppuration. Les deux orifices par où passait le drain se sont rejoints sur l'os lui-même et recouverts d'épiderme. L'os, dans la profondeur de la cuisse, est absolument comme s'il était sous-cutané, et s'il se formait un petit séquestre retardataire, il s'exfolierait sans causer d'abcès et sans provoquer une nouvelle nécrose.

Ce malade est revenu à l'hôpital le 13 janvier 1876 pour un eczéma : les deux orifices par où passait le drain semblent à ce moment donner un imperceptible suintement. Il n'y a plus trace de gonflement de l'os. Le malade quitte de nouveau l'hôpital et reprend son travail le 14 février.

Le 19 septembre, il donne de ses nouvelles : il travaille sans la moindre gêne.

Je vois Lesage le 24 juin 1879. Six ans et demi se sont écoulés depuis que le drainage a été appliqué à la nécrose de son cal. Il porte encore un drain qui traverse la cuisse et le fémur à son tiers supérieur. Il était demeuré deux ans sans le remettre, mais en mars 1878, l'une des fistules cicatrisées s'était rouverte ; un suintement d'abord à peine sensible, puis un peu plus considérable, s'était déclaré, et le malade revint voir M. Desprès qui rétablit sans difficulté le drainage. Depuis lors ce drain ne l'a jamais quitté. Cet homme a fait, dans le courant de ces deux dernières années, un voyage en Amérique, a voyagé pour travailler, de Montevideo à Buenos-Ayres, à Rio-de-Janeiro ; il lui est arrivé de faire dix lieues à pied dans la même journée : jamais, au cours de ces aventures et de ces fatigues, nul accident ne s'est produit, nulle douleur, nulle poussée inflammatoire, ni du côté de l'os, ni du côté des parties molles, pas même d'érythème.

En mesurant exactement les longueurs respectives des deux membres inférieurs, on trouve un raccourcissement de deux centimètres qui se traduit par une légère claudication. Lesage fait remonter le raccourcissement à l'époque qui précéda l'établissement du drain, c'est-à-dire vers le dernier mois de 1872. Je l'interroge sur l'état général de sa santé, et je l'examine à ce point de vue ; il n'a jamais eu d'autre maladie, me dit-il, « que les privations qu'il a endurées en Amérique. »

Lesage ne porte aucune pièce de pansement, aucun linge interposé entre les fistules et la chemise. Examinée, cette chemise ne présente pas de taches. Il faut cependant qu'il se produise un imperceptible suintement, puisque quand le malade a voulu ôter son drain, il a vu l'écoulement reparaître. Tous ses soins se bornent à laver matin et soir les deux orifices et le drain, avec de l'eau pure. Ces orifices sont profondément enfoncés, et comme tapissés d'une muqueuse.

Interrogé avec détail il raconte qu'il continue son métier de menuisier, où la station debout est continue du matin au soir, sans ressentir ni fatigue ni douleurs. « Je fatiguerais plutôt de l'autre jambe que de celle-ci », me dit-il.

En résumé, à part l'incommodité résultant du raccourcissement, cet homme vit de la vie normale, exerce, comme avant sa maladie, son pénible métier, et n'a jamais observé le retour d'aucun symptôme alarmant.

OBSERVATION IV (personnelle).

Demarcy, engagé volontaire pendant la guerre de 1870, âgé de 22 ans, est blessé le 30 août à Beaumont (Ardennes). Une balle le frappe à la hanche gauche un peu au-dessous et en arrière de l'épine iliaque antérieure et supérieure. Transporté à l'hôpital de Stenay (Meuse), ce jeune homme y reste jusqu'en avril 1871. Les chirurgiens allemands, qui occupaient alors l'hôpital, font diverses tentatives, pendant l'anesthésie par le chloroforme, pour trouver la balle, ne la trouvent pas, et en concluent qu'elle n'est plus dans la blessure. En avril 1871, il rejoint son régiment : un orifice fistuleux livrait passage à une quantité considérable de pus et le membre était immobilisé par la douleur dans la demi-flexion.

En septembre 1872, il va, sur le conseil d'un médecin, passer une saison à Amélie-les-Bains. Résultat nul. Enfin en octobre, son engagement fini, il retourne à Paris et entre à la maison Dubois. Ici nous empruntons le récit de cette partie de l'observation à la *France médicale* (mars 1878) où M. le Dr Le Dentu, qui remplaçait alors M. Demarquay, l'a publiée.

« Au mois d'octobre 1872 entrait à la Maison de santé un jeune homme de 22 ans, qui venait réclamer des soins pour une blessure reçue pendant la guerre, dont la cicatrisation n'avait pas encore eu lieu malgré les divers traitements qn'il avait suivis.

« Il portait à la partie externe de la fesse gauche un trajet fistuleux, dirigé un peu obliquement en bas et en dedans. Le stylet allait se butter dans la profondeur sur un point de l'os iliaque qui n'était pas dénudé, et ne pouvait être introduit plus avant. Un pus séreux s'écoulait constamment par l'orifice. Tout autour du trajet les tissus étaient indurés. »

« Le malade ne souffrait guère. Mais ce qui le gênait le plus, c'était l'attitude vicieuse dans laquelle le membre s'était placé depuis longtemps déjà. Fléchie à angle droit sur le bassin, et un peu dans la rotation en dedans, la cuisse ne se prêtait plus à aucun mouvement volontaire, ni communiqué. Depuis plusieurs mois déjà la marche était devenue impossible autrement qu'avec des béquilles. »

(Les renseignements que nous a fournis directement le

malade ne concordent pas exactement avec cette description. Selon lui, il s'écoulait qu'une quantité insignifiante de pus « trois ou quatre gouttes par jour. » En outre il affirme qu'à cette époque sa cuisse n'était pas plus fléchie qu'elle ne l'est aujourd'hui, ni la marche plus gênée).

« C'était une balle qui avait jadis produit la blessure, et malgré les dénégations du malade, on ne pouvait savoir au juste si elle était sortie avant ou pendant la période de suppuration, par l'orifice unique qui marquait son passage à l'entrée. L'étude des symptômes ne fournissait à cet égard que des notions incomplètes. Sans doute, la rétraction de la cuisse sur le bassin et la persistance de la suppuration permettaient de supposer que le projectile était logé dans l'épaisseur de l'os iliaque ou sur sa face interne; mais ces symptômes pouvaient aussi s'expliquer par l'hypothèse d'une lésion osseuse (ostéite chronique, ou nécrose) qui aurait déterminé un certain degré de myosite du muscle iliaque.

« Dans le doute, je me décidai pour l'intervention, persuadé qu'il y avait tout avantage pour le malade à ce que le diagnostic fût rendu précis par une opération exploratrice.

« Le malade étant chloroformé, j'introduisis un stylet dans le trajet fistuleux, jusqu'à l'os. Puis prenant ce stylet pour guide, je pratiquai une incision courbe de 8 centimètres, parallèle à la crête iliaque, qui ouvrit le trajet des deux côtés, aussi largement que possible. Etant arrivé ainsi sur l'os iliaque, je le trouvai sain, et recouvert d'une membrane pyogénique lisse et fine qui s'enfonçait en infundibulum vers un autre trajet intra-osseux, oblique, et long de 4 à 5 centimètres, dans lequel les instruments explorateurs n'avaient pas encore pénétré. Là, pas plus qu'à la surface, il n'y avait dénudation en rapport avec une nécrose partielle. La persistance de la suppuration ne pouvait s'expliquer par une altération de l'os iliaque; il fallait bien l'attribuer à la présence du projectile dans la fosse iliaque, au-dessus, ou au milieu, du muscle du même nom.

« Séance tenante, je résolus de l'y aller chercher. L'incision extérieure fut portée de 8 à 13 centimètres. Le débridement des parties molles, qui heureusement fournissaient peu de sang, mit à nu plus largement l'orifice externe du trajet interosseux. Au moyen de la gouge et du maillet d'abord, du trépan ensuite, je convertis la fistule, qui n'admettait qu'une grosse sonde cannelée, en une large voie, par laquelle mon index arriva sans trop de peine jusque sur la face profonde du muscle iliaque; mais alors j'éprouvai un certain désappointement en ne sentant pas sous mon doigt le projectile, dont je croyais la présence certaine en ce point. »

« J'en conclus qu'il devait être dans l'épaisseur même du muscle, et qu'il ne fallait pas pour cela renoncer à l'atteindre. Après avoir fait glisser une sonde cannelée sur l'index de la main gauche laissé en place, je déchirai avec la pointe de l'instrument la première couche de fibres musculaires, et il me sembla que cette pointe imprimait quelques mouvements à un corps mobile, qui se dérobait, sans doute par suite de sa forme, au contact de l'instrument. En réalité, mes sensations n'avaient qu'une demi-netteté. »

« Voulant être fixé à tout prix, j'introduisis un tuyau de pipe dans la plaie, et je ramenai une empreinte de plomb qui dissipa tous mes doutes relatifs à la présence d'une balle. L'extraction présenta de grandes difficultés. Ni les tire-balles, ni les pinces, n'avaient de prises sur les contours ronds du corps étranger. Je parvins cependant à le déplacer en inclinant le blessé sur le côté gauche, et en frappant violemment avec la main sur l'os iliaque droit. Peu à peu la balle tomba vers l'orifice profond du trajet. Je pus alors introduire entre elle et le muscle, l'extrémité d'une sonde cannelée recourbée comme une sorte de crochet, et au moyen de tout petits mouvements de levier, j'amenai lentement la balle à la portée de la vue, et des instruments dont je m'étais déjà servi infructueusement. Le projectile n'était nullement déformé, bien qu'il eût traversé l'os de part en part, particularité que la nature spongieuse de cet os rend aisée à comprendre. »

« Un pansement ouaté fut appliqué et laissé une dizaine de jours sur cette énorme plaie, dont la suppuration devint rapidement manifeste. La circonstance de beaucoup la plus intéressante de toutes celles qui signalèrent la convalescence fut l'allongement lent et graduel de la cuisse, qui passa pour ainsi dire en quelque temps de la flexion sur le bassin, à l'extension complète et franche; résultat qui, à lui seul, justifiait l'opération pénible et quelque peu périlleuse que j'avais fait subir au blessé, et qui me paraît de nature à établir que c'est encore plus à la contracture du muscle iliaque qu'à la myosite proprement dite, qu'il fallait attribuer la flexion permanente de la cuisse sur le bassin. D'ailleurs, pendant l'opération même, et alors que je faisais des tentatives réitérées pour ramener la balle en dehors, les instruments étaient souvent chargés de fibres musculaires absolument intactes, non altérées par l'inflammation.

« M. Demarquay ayant repris son service trois semaines après l'opération, je n'ai pu suivre l'opéré jusqu'après sa guérison. Celle-ci ne fut entravée par aucune grave complication, ni péritonite, ni fusées purulentes, ni septicémie. Au bout de trois ou quatre mois, le malade quitta la maison Dubois. Mais je ne saurais dire si à ce moment la fistule était entièrement guérie. Ce que je sais, c'est que sa jambe était droite et qu'il n'avait besoin que d'une canne pour marcher. Deux ans plus tard il vint me voir. Il ne lui restait qu'une vaste cicatrice à la place de son ancienne plaie. La jambe était dans l'extension complète, la claudication peu accentuée. Au dire du blessé, il lui revenait de temps en temps une poussée inflammatoire qui le forçait à suspendre quelques jours ses occupations. Un peu de pus se frayait un passage au travers de l'ancien orifice. Le foyer se cicatrisait de nouveau, et la marche redevenait possible.

« Je n'ai pas revu l'opéré depuis ce jour. Mais en admettant que ces poussées inflammatoires eussent continué à se produire dans les mêmes conditions, il me semble qu'il n'y aurait pas de comparaison à établir entre cette guérison restée incomplète sous certains rapports et le triste état où se trouvait ce jeune homme avant l'extraction de la balle. »

Il est probable que M. Le Dentu avait raison d'affirmer qu'au moment de l'opération, l'os iliaque était indemne de toute nécrose. Nous nous demandons cependant d'où pouvait provenir l'écoulement constant et considérable de pus par la fistule, et la permanence de cette fistule elle-même si d'une part l'os était intact, et si d'autre part le muscle iliaque était, comme le dit M. Le Dentu, exempt de tout état inflammatoire, et que ses fibres fussent parfaitement saines. Peu importe, du reste : il est certain qu'à partir de ce moment l'os a commencé à être le siège d'un travail de nécrose, et, ainsi que le montre la suite de cette observation, ce travail pathologique s'est affirmé par des symptômes locaux d'une gravité toujours croissante, et par un état général bien plus alarmant que celui que présentait le malade au moment de l'extraction du projectile.

Après être sorti de la maison de santé le 1er janvier 1873, Demarcy passa environ une année sans accidents. L'orifice externe d'extraction s'était complètement cicatrisé, tout écoulement avait cessé, et, à la claudication près, le membre avait recouvré toutes ses fonctions. Mais, vers le commencement de 1874, la hanche devint douloureuse, la marche impossible ; le malade se mit au lit, et trois semaines environ après le début de ces fâcheux symptômes, l'orifice externe se rouvrit pour livrer passage à une énorme quantité de pus. Cet écoulement persista avec la même intensité pendant un mois environ, puis diminua peu à peu, sans jamais tarir complètement ; le malade recouvra une partie de ses forces et des fonctions de sa jambe.

Cinq mois après, mêmes symptomes précurseurs, même évolution de l'abcès osseux, même évacuation d'un flot de pus par la fistule, même retour à un état à peu près normal au bout de deux mois environ. Ainsi s'écoulent deux années (jusqu'en 1876), pendant lesquelles ces poussées inflammatoires se succèdent à des intervalles périodiques, chacune d'elles laissant le malade un peu plus affaibli. Vers cette époque, l'écoulement du pus en quantité considérable devient constante, la hanche est tuméfiée et douloureuse, les mouvements impossibles. La cuisse a repris son attitude primitive, elle est fléchie à angle droit sur le bassin ; tout travail est depuis longtemps interrompu. Demarcy se décide alors à retourner à la Maison de santé, où il est placé dans le service de M. Cruveilhier.

Ce chirurgien, reconnaissant la nécrose, pratique la dilatation de la fistule à l'aide de l'éponge préparée, et lorsque les dimensions en sont suffisantes, il endort le malade et procède à la rugination de l'os.

Soulagé momentanément, le malade sort le 15 avril 1876. Deux mois après, il est repris des mêmes symptômes, et voit se dérouler pendant un an la même série d'accidents, les mêmes évacuations successives d'une énorme quantité de pus. Il retourne encore à la Maison de santé, et entre cette fois dans le service de M. Sée, en février 1877. Ce chirurgien, dans la pensée d'ouvrir une plus large issue au pus, et de lui procurer une direction plus déclive, pratique une large incision à peu près sur le trajet du pli de l'aine, mais sans rencontrer le pus. Quatre ou cinq jours après, l'abcès s'ouvre de lui-même et s'écoule non par l'incision, mais par l'orifice primitif, l'orifice d'entrée, et on peut dire de sortie, de la balle.

Six semaines après (15 mars 1877), le malade quitte de nouveau l'hôpital. Mais ce n'est que pour retomber dans la même série d'accidents. Les poussées inflammatoires se rapprochent, et ne lui laissent plus de relâche, la suppuration est de plus en plus considérable. Sa constitution naturellement vigoureuse et saine s'altère profondément ; l'amaigrissement est extrême, les forces s'en vont rapidement, et on peut déjà prévoir l'approche de cette période finale, de cette cachexie ultime des suppurations osseuses.

C'est alors, en janvier 1878, qu'il se décide à faire appeler M. Després. Celui-ci ne lui cache pas la gravité de son état, et le résultat probablement fatal de l'expectation, et il lui propose de tenter le drainage. Le malade accepte, et le 9 janvier 1878 il entre à l'hopital Cochin. La hanche est le siège d'un gonflement considérable et de douleurs presque constantes ; le pus s'écoule en grande quantité. La cuisse est dans la flexion sur le bassin.

Un drain est d'abord passé, non à travers l'os, mais seulement à travers les parties molles, et amène à la fois la disparition de l'engorgement et la diminution des douleurs.

Le 6 juillet. Le malade est chloroformé. Une large incision pratiquée à 3 centimètres environ au-dessus du pli de l'aine, parallèlement à ce pli, permet d'évacuer le pus d'un abcès qui avait cheminé dans le canal crural et envahi cette région.

Quatre jours après, le malade ayant été préalablement endormi, une incision fut pratiquée au niveau de l'orifice primitif, et l'os iliaque fut trépané. L'intention du chirurgien était de décoller le muscle iliaque, de glisser un drain entre ce muscle et la face interne de l'os, et de le faire ressortir au pli de l'aine par l'incision ci-dessus mentionnée. A cet effet, l'index introduit par l'orifice de trépanation décolla le muscle dans toute l'étendue possible ; mais il restait encore un long espace à franchir pour joindre l'incision crurale.

Vainement, à l'aide des instruments les plus divers, M. Després essaya de le franchir. Il dut y renoncer et remettre à une troisième séance l'exécution de son projet.

C'est un mois après, le 10 août, lorsque le malade se sentit remis et disposé à une nouvelle opération, que M. Després, après l'avoir chloroformé, reprit sa tentative, en la commençant inversement. Il voulut partir de l'incision du pli de l'aine, arriver par elle sous le muscle iliaque, sur la fosse iliaque externe, et à l'aide d'un long perforatif, trouer l'os obliquement de façon à venir tomber dans le trou de trépanation. Il obtiendrait ainsi, non seulement le drainage de la fosse iliaque interne, mais le drainage de l'os lui-même, le drain cheminant obliquement à travers l'ilium.

C'est ce qui fut fait. L'incision antérieure fut légèrement prolongée jusqu'au voisinage de l'épine iliaque ; introduisant l'index, le chirurgien se fraya un passage vers la fosse iliaque interne, en écartant les fibres musculaires. Protégé contre la possibilité d'atteindre le péritoine par la présence entre l'instrument et cette membrane de toute l'épaisseur du psoas, il introduisit par la voie qu'il venait de s'ouvrir un long perforatif, et en appliqua la pointe sur l'os. Se guidant sur l'orifice postérieur comme sur le but à atteindre et donnant à l'instrument la direction voulue, il perfora obliquement la fosse iliaque interne et eut le bonheur de tomber dans le trou de trépanation.

Il ne restait plus dès lors qu'à passer à travers ce long trajet un tuyau de drainage, ce qui se fit aisément à l'aide d'un stylet conduisant un fil auquel fut attaché le drain. Les deux bouts du tube de caoutchouc, noués ensemble, la région tout entière fut couverte d'un large cataplasme, et le malade replacé dans son lit.

Ces cataplasmes furent le seul pansement employé. Malgré l'épuisement du sujet, la longueur de cette opération, les fatigues des opérations antérieures, nul accident ne signala sa guérison. La température, qui pendant les deux premiers jours avait oscillé de 38° à 38°,7, revint dès le troisième jour à la limite physiologique pour ne la plus franchir. Les douleurs avaient entièrement disparu : vers la fin du troisième jour un petit séquestre sortit par l'orifice antérieur; d'autres séquestres de dimensions également peu considérables apparurent vers la seconde semaine. La flexion de la cuisse sur le bassin avait cessé dès le premier jour ; le membre accomplit aisément tous ses mouvements normaux, y compris l'extension complète. L'écoulement du pus alla diminuant avec rapidité, finit par se réduire à un suintement insensible. Le malade se levait, se promenait dans le jardin. Enfin le 3 septembre il sortit de l'hôpital.

Depuis ce temps-là, il a rapidement marché vers l'état où il se trouve à présent et qui, s'il n'est pas la guérison absolue, en approche le plus près possible. Toutes ses forces sont revenues. Il a considérablement engraissé. Son appétit est redevenu ce qu'il était au temps de ses campagnes. Il est caissier dans une importante maison de commerce, et n'a jamais interrompu un jour son service. Aucune poussée inflammatoire n'est survenue, aucun de ces accidents qui ont failli l'emporter, pendant cette longue période de 1872 à 1878, ne s'est jamais produit.

Demarcy vient me voir le 26 juin 1879. Je le fais marcher; il y a une légère claudication, qui n'a ni augmenté ni diminué depuis cinq ans, et qui selon toute probabilité se maintiendra la même. Le drain occupe toujours la situation que j'ai décrite plus haut. Les deux extrémités, réunies par un fil, retombent sur le devant de la cuisse. Les deux orifices sont profondément enfoncés, tant par suite de l'embonpoint considérable du sujet, que consécutivement à la rétraction cicatricielle des incisions à l'aide desquelles on a atteint l'os. L'orifice antérieur surtout, profondément enfoncé au pli de l'aine, n'est bien visible que si on écarte les masses graisseuses du ventre et de la cuisse. L'un et l'autre orifice ont des bords blanchâtres, sans rougeur inflammatoire ; ils ne livrent plus passage depuis onze mois qu'à un suintement tellement insensible qu'il tache à peine le linge. Les parties molles, la hanche ne sont ni tuméfiées ni douloureuses ; la pression, même énergique, exercée sur le trajet de la crête iliaque, ne provoque nulle part de souffrance. Les soins auxquels le malade est astreint sont des moins compliqués. Un bandage en T maintient sur le drain une simple compresse enduite de cold-cream; deux fois par jour, les parties sont lavées à l'eau pure. Enfin tous les trois mois le malade se rend à l'hôpital, où il fait remplacer son drain. Cette opération se fait de la manière la plus simple.

Les deux bouts du drain en place sont dénoués. On attache à l'un de ces bouts un fil dont l'autre extrémité entraîne un tube neuf. Il ne reste plus qu'à tirer le drain ancien pour entraîner le nouveau dans le trajet qu'il doit occuper. Ce passage, s'il est exécuté rapidement, ne cause au patient qu'une douleur très rapide aussi, aussitôt éteinte que provoquée. Il s'écoule quelques gouttes de sang provenant du déchirement des bourgeons charnus. Cet écoulement est insignifiant et s'arrête spontanément au bout de quelques minutes.

Observation V (personnelle).

Victor-Julien Lerichhomme, entré le 23 avril 1879 à Cochin, salle Saint-Jacques, lit n° 20.

Les antécédents de ce malade, soigneusement scrutés, ne présentent rien de remarquable. Né à Javron (Mayenne), son métier de garçon mégissier l'obligeait à de longs voyages de nuit, pendant lesquels il menait des troupeaux de moutons depuis la Bretagne ou la Mayenne jusqu'à Paris. C'est pendant un de ces voyages, au mois de septembre 1854, que V.-J. H..., alors âgé de 15 ans, est pris soudainement des symptômes de l'ostéo-périostite des adolescents. La fièvre violente, la douleur, une tuméfaction localisée à la partie inférieure de la cuisse droite, tout ce cortège de symptômes que M. Chassaignac a si heureusement groupés sous la dénomination de *typhus des membres*, l'obligent à se mettre au lit et, le lendemain, à se faire transporter chez lui.

Le mal suit son cours ordinaire, qu'un traitement de pure expectation (cataplasmes et compresses trempées d'eau de sureau) ne peut naturellement entraver. Les douleurs deviennent intolérables; il semble au malade que sa cuisse se brise. Bientôt le pus se fait jour à l'extérieur et s'écoule par quatre fistules, étagées sur la face externe de la cuisse, dans son tiers inférieur. Dès lors l'appareil fébrile disparaît, et les douleurs perdent leur caractère d'intolérable acuité. Cet état persiste pendant six mois ; au bout de ce temps, le malade, effrayé d'une proposition d'amputation que lui fait son médecin, se décide à consulter une sorte de rebouteuse. Celle-ci entreprend la cure, introduit des flèches de caustique dans la profondeur des fistules, dont trois sur quatre s'oblitèrent. Sous l'influence de ce traitement la douleur disparaît presque entièrement, la tuméfaction diminue, bientôt le mala e peut se lever, poser le pied sur le sol, puis marcher, et il se rend à Paris où il devient successivement garçon dans un magasin de meubles, couvreur et enfin mégissier. L'unique fistule qui jusque-là fût restée ouverte se ferma, mais se rouvrit presque aussitôt. En 1862, il se marie, il a trois enfants, dont la santé ne laisse rien à désirer, et pendant une période de cinq années il se livre sans accidents à son pénible travail.

Mais en automne 1867 survient une nouvelle poussée caractérisée par le retour de tous les symptômes du début, des douleurs atroces, une tuméfaction considérable, l'impossibilité de marcher. Le 19 octobre 1867 il se décide à entrer à l'hôpital, dans le service de M. Nélaton. Une nouvelle fistule, cette fois sur le côté interne de la cuisse, opposée à l'ancienne, venait de s'ouvrir. M. Nélaton, après l'avoir endormi, procède à la résection de l'os nécrosé; une large incision, ouverte sur la face externe du membre, parallèle au fémur, permet d'arriver jusque sur le foyer; le chirurgien enlève successivement une quinzaine de fragments dont trois ont chacun de 4 à 5 centimètres. Quelques jours après, on fait une nouvelle tentative pour ébranler un séquestre plus volumineux, mais sans succès. Pansement à l'alcool, introduction quotidienne de mèches de charpie. L'incision se cicatrise, et deux mois après L... quitte le service de M. Nélaton, ne gardant qu'une petite fistule du calibre d'une tête d'épingle.

Dès lors il reprend son métier de mégissier, métier pénible, où la station debout est permanente, et l'exerce jusqu'en 1869. C'est pendant cette période qu'il a le plus approché de la santé. Mais il est aisé de voir combien il en était loin encore. Dès qu'une journée avait été un peu fatigante, la cuisse enflait de nouveau, le pus s'écoulait en plus grande abondance. De temps en temps, de nouvelles douleurs l'arrêtaient dans son travail et l'obligeaient à garder le lit plusieurs jours. Même dans ses bonnes périodes, il devait s'astreindre à de continuels ménagements, s'interdire toute fatigue exceptionnelle. Il traverse ainsi, sans autres accidents que ceux-là, un intervalle de onze années, pendant lesquelles le pus ne cesse pas de s'écouler, amenant de loin en loin quelque fragment.

C'est au commencement de l'hiver de 1878 que l'on voit se produire une aggravation dans l'état du malade, une de ces rechutes dont le retour indéfini constitue l'histoire des nécroses invaginées. Le pus qui, jusque-là, s'échappait en quantité fort modérée, apparaît en énorme abondance et prend une insupportable odeur. Tout travail est définitivement interrompu. Vers le 15 avril 1879, cet état aboutit à une immobilité absolue du membre, et d'atroces douleurs s'irradiant dans tout le fémur décident le malade à retourner à l'hôpital.

C'est le 23 avril 1879 qu'il entre à la salle Saint-Jacques. Après examen, M. Després se décide à opérer le drainage, convaincu qu'en dehors de ce mode de traitement il ne restait que l'amputation.

Il opère d'abord la dilatation graduelle de la fistule à l'aide de l'éponge préparée. Cette opération préliminaire dure peu. Au bout de ce temps la fistule, dont le calibre était à peu près celui d'une plume d'oie, admet aisément deux doigts.

Le 26 mai, le patient est légèrement chloroformé. Par la fistule dilatée, une couronne de trépan est portée sur l'os, et, entamant le fémur, ouvre bientôt largement le foyer de la nécrose. Des débris d'os, de petits séquestres sont ramenés au dehors. Portant alors sur la paroi opposée de la cavité une couronne plus petite,

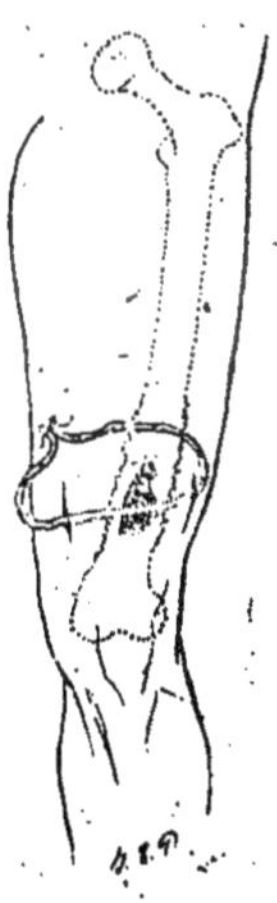

FIGURE 1.

M. Després entame cette paroi jusqu'aux couches sous-périostées exclusivement, et il achève enfin avec un perforatif la trépanation de l'os entier. Une contre-ouverture pratiquée au côté interne de

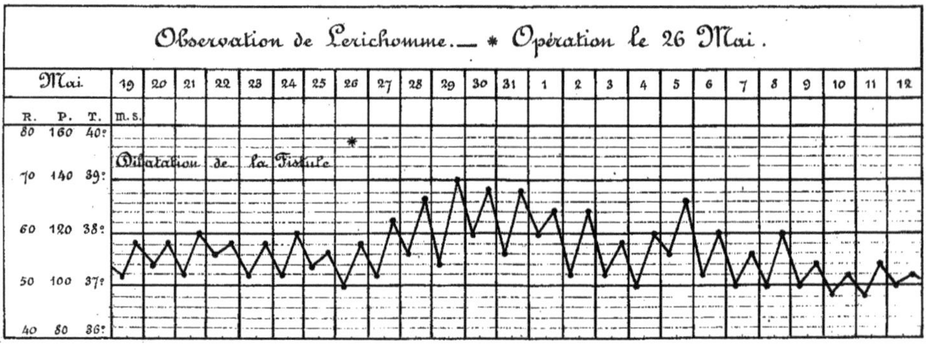

Observation de Perichomme. — * Opération le 26 Mai.

Mai.	19	20	21	22	23	24	25	26	27	28	29	30	31	1	2	3	4	5	6	7	8	9	10	11	12
R. P. T.	m. s.																								
80 160 40°								*																	
70 140 39°	Dilatation		de		la Fistule																				
60 120 38°																									
50 100 37°																									
40 80 36°																									

la cuisse permet d'introduire un drain, qu'un stylet et une sonde cannelée conduisent à travers l'os et les parties molles. Cette contre-ouverture a été pratiquée à environ quatre travers de doigts de l'articulation, suivant la direction de la perforation osseuse, direction légèrement oblique en bas et en dehors ; cette inclinaison est destinée à favoriser l'écoulement du pus quand le malade sera debout.

Le pansement, des plus simples, consiste en compresses imbibées d'eau de sureau.

Le lendemain 26 mai, la température est de 37,2. La plaie ne présente aucun symptôme inflammatoire, et l'état général est bon.

Le 28, après une température matinale de 37,8, le thermomètre monte le soir à 38,6 ; le pouls est rapide, le malade se sent fatigué. Mais le matin du 29 le thermomètre revient à 37,3. Le soir il remonte brusquement et atteint 39°.

Le 30, l'état fébrile continue : des traînées rouges de lymphangite, partant de la plaie, se rendent dans le pli de l'aine, à un groupe de ganglions durs et engorgés : température 37,8 le matin, et 38,8 le soir. Des badigeonnages d'iode sont faits à plusieurs reprises sur l'adénite ganglionnaire. Les digestions sont pénibles, arrêtées par des vomissements.

Mais, le 1er juin, ces symptômes alarmants disparaissent ; la fièvre tombe, la température se rapproche du chiffre normal pour ne le plus dépasser. A partir de ce moment, et à part une légère bronchite occasionnée par le voisinage d'une fenêtre ouverte, le malade ne traverse plus d'accidents. Toute douleur a cessé, le membre a repris sa mobilité et se rapproche de son volume normal. Peu à peu la tuméfaction disparaît complètement, la marche devient possible avec une béquille, puis avec une simple canne ; l'écoulement s'est réduit au point de n'être plus appréciable. Malgré les remontrances du chirurgien, qui lui conseille de garder encore pendant quelque temps un repos au moins relatif, V.-J. L... se décide à retourner chez lui, rue de la Glacière, c'est-à-dire à trois quarts d'heure de l'hôpital. Il fait ce trajet sans en souffrir. A partir de ce moment il veut se remettre à son ancien travail de mégisserie. Mais une semaine ne s'est pas écoulée que les douleurs reparaissent, la jambe enfle, sans augmentation notable de l'écoulement. Il est réduit à ne se lever qu'une heure environ par jour pour surveiller ses ouvriers, sans pouvoir se livrer lui-même à aucun travail, et sans pouvoir rester debout. Cet état persiste jusqu'en septembre ; à cette époque un abcès se forme à la partie interne de la cuisse, au-dessus du genou, et le malade retourne le 23 septembre dans le service. Là on lui ouvre son abcès et on le panse avec de larges cataplasmes. Les douleurs diminuent et l'usage du membre redevient en partie possible. Vers le 15 janvier, un érysipèle sans gravité apparaît sur la cuisse, et guérit en quelques jours.

Le malade est néanmoins maintenu au lit. Il est aisé de préjuger, d'après le frottement dur et rugueux que l'on perçoit en faisant glisser le drain, d'après l'abondance relative de l'écoulement qu'il y reste dans l'intérieur du fémur un ou plusieurs séquestres à éliminer. Ces fragments nécrosés seront expulsés sans qu'il soit nécessaire d'aller à leur recherche ; ils se fraieront un chemin par les orifices que le drain maintient béants.

Observation VI (personnelle).

Joseph Jouard, 23 ans, né à Montargis (Loiret), maréchal-ferrant, est pris à l'âge de 9 ans d'une ostéo-périostite suppurée de la jambe gauche. Après une assez longue période de douleurs et de tuméfaction, des abcès se forment et s'ouvrent par plusieurs fistules situées sur la face externe de la jambe, vers son tiers supérieur. La marche est impossible, le malade est cloué dans son lit ; bientôt, au milieu du pus qui s'écoule, il remarque de petits fragments osseux. La nécrose était dès lors installée. Cet état aigu dure deux ans, pendant lesquels il ne quitte pas son lit. Puis les accidents s'atténuent, cessent peu à peu, les fistules s'oblitèrent une à une, la marche redevient possible, d'abord avec des béquilles, puis sans béquilles. Le membre exécute ses mouvements normaux et n'a pas subi de raccourcissement. L'enfant aide son père aux travaux de la ferme, sans autre symptôme que quelques douleurs de temps en temps. A l'âge de 16 ans, il commence son tour de France comme maréchal-ferrant, et voyage jusqu'à 21 ans, puis vient travailler à Paris. Sa santé est excellente.

Vers le milieu de juin 1879, il se donne un coup à la partie supérieure de la crête du tibia gauche, non loin de l'emplacement de ses anciens abcès. La petite plaie superficielle résultant de ce coup se cicatrise rapidement. Mais de violentes douleurs éclatent. Il continue néanmoins son travail. Vers le 4 ou le 5 novembre, la jambe se tuméfie au niveau des anciens abcès, devient rouge, douloureuse, une fistule s'ouvre un peu au-dessous et en dehors de l'épine du tibia ; toute marche est impossible, la jambe refuse de s'étendre sur la cuisse, et le malade se fait transporter à l'hôpital, où il entre le 20 novembre.

Le samedi 22, M. Desprès, sans employer de chloroforme, perfore le tibia à travers la fistule un peu agrandie. Le trépan appliqué dans le foyer, c'est-à-dire sur la partie supérieure de la crête tibiale, au-dessous de la tête de l'os, creuse une voie oblique en dehors, en arrière et en haut (ces directions sont celles que présente ce canal quand le malade est debout ; lorsqu'il est couché, le canal est oblique en bas et en arrière ; en d'autres termes la déclivité change selon la situation, de telle sorte que le pus s'écoule par l'orifice antérieur quand le malade est debout, par l'orifice postérieur quand le malade est couché). C'est avec le perforatif seul et

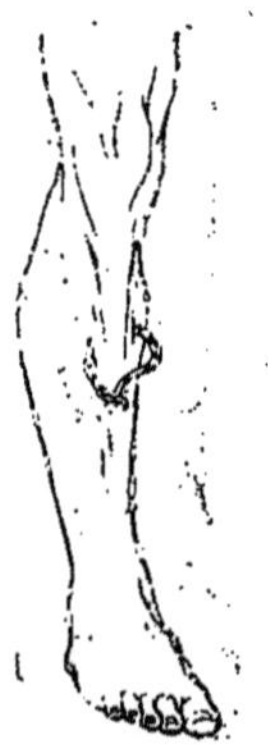

FIGURE 2.

non avec la couronne qu'est creusée cette voie ; l'os une fois traversé, une sonde introduite dans le canal osseux et venant faire en quelque sorte hernie sous les muscles, indique le point où il faut faire au bistouri une contre-ouverture pour achever l'opération.

Un drain de moyenne grosseur enfilé à un stylet aiguillé, est alors passé à travers la jambe, et les deux extrémités en sont réunies par un fil. Le pansement consiste simplement en un vaste cataplasme embrassant tout le membre.

Voici le relevé des températures de ce malade. La température n'a pas dépassé 39°. Encore n'a-t-elle atteint ce chiffre qu'une seule fois, une semaine après l'opération, et pour redescendre le lendemain à 38,2, le surlendemain à 37,6.

De petits séquestres, irréguliers, de la dimension d'une plume à écrire, sortent à divers reprises, les uns par les orifices même du drain, les autres par une ouverture fistuleuse qui s'établit à deux centimètres environ au-dessus de l'orifice supérieur du drain, et qui se ferme immédiatement après l'issue des fragments nécrosés. Les douleurs ont disparu dès les premiers jours qui ont suivi l'opération pour ne plus reparaître : avec elles la tuméfaction a graduellement diminué pour s'effacer presque entièrement. Un mois et demi après l'opération, le malade peut se lever et marcher avec une béquille. Je le revois au mois de mars 1880 ; il reste levé une grande partie de la journée, se promène dans les salles, dans le jardin même quand le temps le permet. L'écoulement a notablement diminué, au point de n'être qu'un suintement fort peu abondant. Dans peu de jours le malade quittera l'hôpital pour reprendre ses occupations.

Observation VII (personnelle).

Alfred Chauvin, 14 ans, né à Paris en avril 1866, est entré à l'hôpital le 22 mars 1879. Il y a cinq mois, comme il était à Tours, il tombe sur le genou gauche, en jouant, et se fait à la partie supérieure de la rotule une petite écorchure, bientôt cicatrisée. Quelques jours après, de retour à Paris, il est pris de vives douleurs dans la jambe, qui est le siège d'une tuméfaction considérable ; un médecin fait appliquer des cataplasmes et des compresses imbibées de vin. La jambe est d'un rouge violet; elle est fléchie à angle droit sur la cuisse, ne peut s'étendre ; le petit malade ne bouge pas de son lit. Un mois après, le pus se fait jour par deux fistules, situées vers la tubérosité antérieure du tibia, puis successivement

Observation VI. — Opération le 22 Novembre.

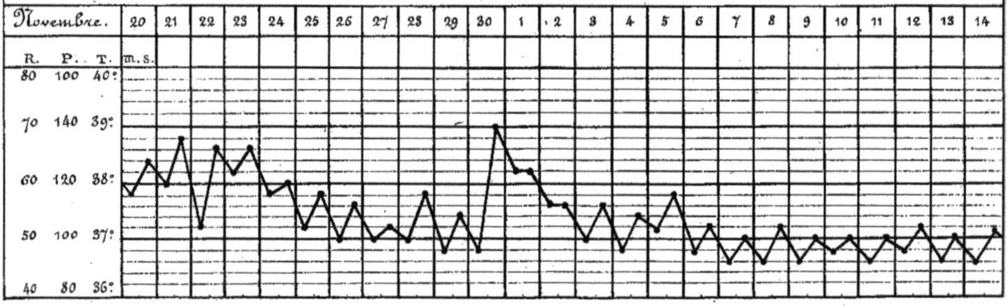

Novembre.	20	21	22	23	24	25	26	27	28	29	30	1	2	3	4	5	6	7	8	9	10	11	12	13	14
R. P. T.	m. s.																								
80 100 40°																									
70 140 39°																									
60 120 38°																									
50 100 37°																									
40 80 36°																									

apparaissent 14 fistules, assez régulièrement étagées le long de la crête de cet os et sur ses deux faces. Deux séquestres sont éliminés avec le pus. Une rémission dans les douleurs accompagne cet écoulement, et la jambe reprend graduellement son attitude normale. Tourmenté de la suppuration continuelle et de l'immobilité à laquelle il est condamné, le malade entre à l'hôpital.

La jambe est notablement augmentée de volume. Mais cette tuméfaction ne porte que sur le tibia. Cet os, quoique tuméfié dans presque toute sa longueur, l'est surtout au niveau de son extrémité supérieure, au point de donner en ce point à la jambe une convexité antérieure très prononcée. Le pus s'écoule en grande quantité par les 14 orifices qui se distribuent du haut en bas du tibia.

Aucune de ces fistules n'est assez considérable pour que, même dilatée, elle puisse permettre de porter le trépan sur l'os. D'ailleurs, il est évident que la nécrose n'est pas circonscrite dans un petit espace, mais qu'elle a ravagé une étendue de l'os correspondant à ces nombreuses fistules, et qu'elle occupe presque tout le tibia. Ce n'est donc qu'à l'aide d'une vaste incision que l'on découvrira ce long foyer. C'est aussi en raison de ces dimensions de la nécrose que M. Després se propose de passer, non un drain seulement, mais deux drains, étagés à des hauteurs diverses.

C'est le 31 mars 1880 qu'a lieu l'opération. L'enfant est très légèrement chloroformé. M. Després découvre le tibia sur une étendue de 25 centimètres environ, à partir de la base de la tubérosité; ce premier temps est exécuté avec une forte rugine, dont il se sert pour découvrir un peu chaque face de l'os de chaque côté de la crête. On voit alors les orifices de deux foyers de nécrose. L'un, plus considérable, a sa limite supérieure dans la tête même de l'os qu'il occupe en partie, et sa limite inférieure à l'union du tiers inférieur avec le tiers moyen; le second est situé au-dessous du premier, sans communication avec lui, et occupe comme lui l'axe de l'os. Un séquestre très long, irrégulier, est emprisonné dans le foyer supérieur; M. Després le saisit avec une pince, mais ne réussit à l'extraire qu'après avoir agrandi l'orifice avec la gouge et le maillet. Il élargit de même l'orifice du foyer intérieur et en retire deux séquestres assez petits, irréguliers.

Saisissant alors un trépan muni de son perforatif, le chirurgien le porte dans le foyer inférieur et perfore le tibia selon une direction oblique en arrière et en dedans. Quand l'os est troué, une sonde portée à travers du canal indique, à travers les parties molles, le point où il faut porter le bistouri pour achever la perforation.

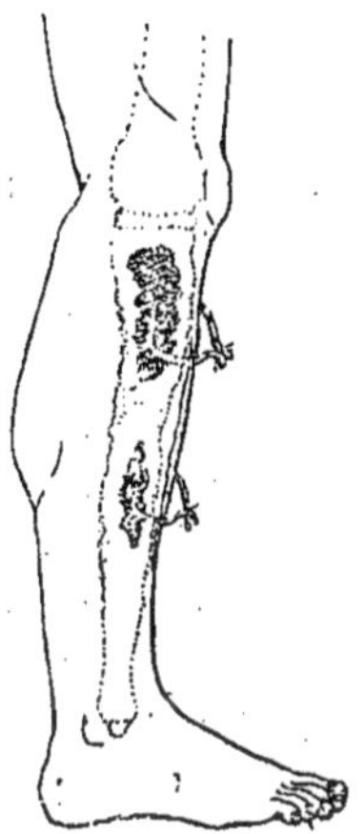

FIGURE 3.

Un drain est alors passé à travers le conduit ainsi complété. La même opération est pratiquée au foyer supérieur, et un second drain le traverse de part en part. Le foyer se prolonge sans doute bien plus haut que ce dernier drain, puisqu'il occupe non seulement la partie supérieure du tiers de l'os, mais presque toute la hauteur de la tête et qu'un stylet s'y enfonce de dix centimètres environ. Mais le drain étant situé au bas du cul-de-sac inférieur, il suffira à évacuer le pus et les séquestres ultérieurs, s'il s'en forme, ou ceux qui par leur situation profonde ont pu échapper à l'exploration.

De la charpie imprégnée d'alcool camphré remplit cette vaste plaie, et le malade est rapporté dans la salle. Ainsi qu'on peut le voir dans le tableau ci-contre, le soir même de cette douloureuse opération il n'atteint que 38°. Le lendemain soir, il a 38° 4, mais le 2 avril, il a vomi, les ganglions de l'aine s'engorgent, reliés à la plaie par des traînées d'angioleucite ; les bords de la plaie présen-

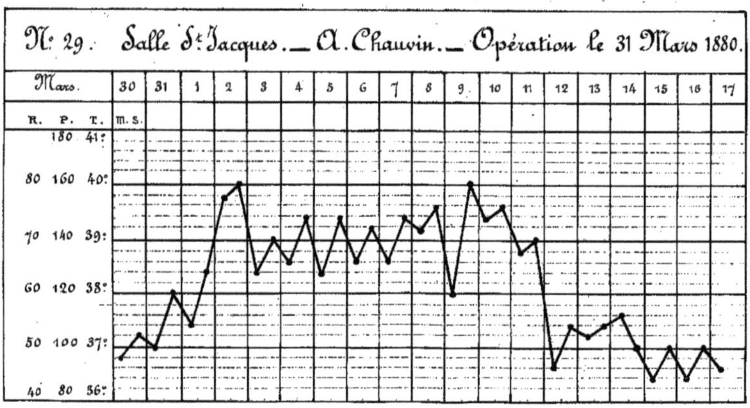

N° 29. Salle Sᵗ Jacques. — A. Chauvin. — Opération le 31 Mars 1880.

Mars.	30	31	1	2	3	4	5	6	7	8	9	10	11	12	13	14	15	16	17
R. P. T.	m. s.																		
180 41°																			
80 160 40°																			
70 140 39°																			
60 120 38°																			
50 100 37°																			
40 80 36°																			

tent une rougeur érysipélateuse à peine marquée, et le thermomètre atteint 38°,8; le soir, il marque 40°. Des couches successives de teinture d'iode sont appliquées sur les ganglions et sur les traînées de lymphangite; un vaste cataplasme est appliqué sur la plaie. Le 3 avril, l'érysipèle s'est étendu à la jambe, mais la température n'atteint le soir que 39°. Les jours suivants, la rougeur et le gonflement ont gagné le pied et le genou, et le thermomètre monte à 40°. Mais après quelques jours, l'inflammation s'éteint, la température regagne le chiffre de 37° autour duquel elle oscille. La plaie est comblée par des bourgeons charnus d'excellent aspect. Le petit malade a recouvré un grand appétit, n'a plus de douleurs, et marche rapidement vers la cicatrisation de cette énorme perte de substance. Dans quelques semaines il pourra se lever et retourner à son domicile.

Nous allons maintenant examiner la valeur et la signification des observations que l'on vient de lire, au point de vue des résultats définitifs, et du bénéfice que les malades ont retirés du traitement par le drainage.

A cet égard, il y a des différences à établir entre ces observations, et elles n'ont pas toutes la même valeur. Les deux dernières, nous le disons de prime abord, ne peuvent donner matière à aucune appréciation quant aux résultats définitifs du traitement. Elles ont leur intérêt opératoire, sur lequel nous nous réservons de revenir plus loin. Mais, à l'heure qu'il est, elles sont tout à fait incomplètes, elles datent pour ainsi dire d'hier ; l'influence du drainage n'a pu commencer de se faire sentir. Dans un an d'ici, davantage peut-être, quand elles auront toute leur signification, on pourra les analyser et chercher à savoir si ce mode de traitement a été ou non efficace ; mais jusque là, elles restent muettes.

Nous pourrions, dans une certaine mesure, faire de

semblables réserves à l'égard de l'observation V, qui les précède : ici encore le temps écoulé est insuffisant pour donner lieu à un jugement sur la valeur de la méthode. Il est toutefois assez long déjà pour qu'il y ait matière à des remarques et à des conclusions intéressantes.

Mais les quatre autres sont complètes : de nombreuses années nous séparent, non seulement du début du mal, mais encore de la date de l'intervention chirurgicale : l'effet du traitement a eu tout le temps de se produire, et c'est de celles-là surtout que nous avons à tirer les éléments d'une appréciation.

Sur ces quatre nécroses, une seule, celle du calcanéum (obs. II) est d'origine spontanée ; les trois autres sont traumatiques et, par une singulière coïncidence due aux évènements de la guerre et de la Commune, elles sont toutes trois consécutives à une fracture par arme à feu. Mais cette différence d'origine, n'ayant guère d'influence sur la marche de la lésion, n'a qu'un intérêt de second ordre : une fois constituée, la nécrose se retrouve partout la même, avec ce caractère rebelle que nous avons essayé d'indiquer dans les premières pages de ce travail, et le fait vraiment important pour nous est la différence que ces quatre observations présentent au premier abord quant aux résultats acquis.

Les deux premières, en effet, nous offrent deux guérisons absolues et définitives (guérisons qui ne se sont pas démenties depuis) ; et cela au bout d'un temps relativement fort court, si on les compare aux observations qui suivent. Le drain, chez ces deux malades, n'est resté en place que onze mois, et ce délai a suffi pour amener la cicatrisatien totale du foyer et, par suite, la disparition des accidents.

Nous avons cité plus haut l'opinion de M. le professeur Gosselin, qui évalue à deux ou trois ans la durée des névroses spontanées chez les jeunes enfants. Le cas de Granjean (obs. II) rentre dans cette catégorie et, à compter du jour où le mal a débuté, la durée totale de l'évolution a été de trois ans. Si l'on accepte dans toute sa rigueur l'avis du savant chirurgien, il semble donc que le drainage n'ait pas avancé l'heure de la guérison. Mais c'est là une loi sujette à bien des exceptions ; nous avons pour notre part observé un cas de nécrose du calcanéum qui, ayant débuté à l'âge de 10 ans, ne s'est terminé qu'à 17 ans révolus, après une durée de sept années par conséquent. Mais sans prendre comme terme de comparaison une évolution peut-être exceptionnellement prolongée, nous rapprocherons de l'obs. II un autre cas de nécrose survenue et guérie spontanément, que nous empruntons à la pratique de M. Després. Il s'agit d'un jeune homme de 21 ans, strumeux, adénites cervicales, chez lequel une ancienne nécrose du calcanéum avait laissé des traces durables. Il existait sur la face interne de l'os une saillie au milieu d'un creux correspondant à une perte de substance du calcanéum. La suppuration avait duré quatre ans, et c'était à l'âge de neuf ans qu'elle s'était montrée, après une période de tuméfaction qui avait duré plus d'une année. Le seul traitement avait consisté dans l'ouverture des abcès successifs. La maladie avait donc pris plus de cinq années pour parcourir son évolution complète. Une nécrose identique traitée par le drainage guérit, comme nous l'avons vu, en trois ans. Mais le point capital et sur lequel nous insistons, c'est qu'à partir de l'application du drain, il a suffi de onze mois pour amener la disparition définitive des accidents.

Tout au contraire le malade de l'obs. III porte un drain

depuis l'année 1873, et celui de l'obs. IV le porte depuis janvier 1878, sans que ni le premier ni le second aient pu l'enlever encore. Voilà une différence frappante avec les deux cas que nous venons d'examiner. Faut-il y voir deux exemples d'insuccès? Il serait, croyons-nous, aussi téméraire de porter une semblable conclusion, que d'y voir dès à présent deux exemples de réussite. Nous nous trompons : toutes les probabilités, à bien considérer les choses, sont en faveur d'un succès définitif.

Si nous comparons en effet l'état actuel de ces deux malades à celui où ils se trouvaient au moment où leur fut appliqué le traitement qui fait l'objet de cette étude, nous voyons que dans les deux cas les symptômes de la maladie ont été s'affaiblissant chaque jour au point d'être devenus insaisissables, en sorte qu'ils ont toujours marché, depuis cette époque, d'un progrès lent, mais ininterrompu et sûr vers la guérison.

Le premier, le menuisier Lesage, a d'abord subi l'extraction d'un séquestre. Mais à peine l'orifice était-il cicatrisé que la nécrose reprenait son cours, et donnait lieu à la formation d'un séquestre nouveau. Depuis le moment où il a subi le drainage (janvier 1873), aucun accident n'est survenu, aucun séquestre ne s'est formé, aucun abcès ne s'est montré ; depuis six ans, l'écoulement s'est réduit à un suintement si insensible que cet homme ne porte aucune pièce de pansement, et qu'aucune tache n'est visible sur son linge. Et qu'on veuille bien réfléchir qu'il a mené, avec ce foyer traversé d'un drain, une vie de fatigue, de privations et d'aventures, qu'il a passé deux ans en Amérique, pauvre, gagnant à grand'peine sa vie ; qu'avant comme après ce voyage, pendant ces sept années, il n'a cessé d'exercer un métier où les membres inférieurs ne se reposent pas un instant. Est-il guéri ? Non, sans doute ; il ne l'était pas du moins il y a deux ans, quand, ayant voulu enlever son drain, il a vu l'écoulement reparaître ; il ne l'est pas en ce sens que la cicatrisation, que l'oblitération du foyer, n'est pas encore complète. Mais en vérité il ne mérite pas la qualification de malade, il vit d'une vie extérieure toute normale, et sa santé est normale aussi. Que l'on rapproche une telle situation de celle de ces malheureux (voir l'obs. IV) qui d'étape en étape, d'abcès en abcès, de poussées en poussées, s'acheminent vers l'amputation ou vers la mort. Lui, au contraire, nous en avons la conviction, est voisin du moment où le drain pourra être enlevé, et où on pourra impunément laisser se fermer enfin les ouvertures qui conduisent au centre de l'os.

Mettons toutefois les choses au pis. Supposons qu'une fois le drain enlevé, le travail de mortification reprenne naissance, qu'un séquestre se forme, la situation du malade ne ressemblerait plus en rien à celle où il se trouvait en 73. Les fistules par où passe le drain se sont retirées, enfoncées profondément ; l'os est en quelque sorte superficiel ; les orifices de l'os lui-même se sont excavés, formant comme deux cônes qui se toucheraient par la pointe. La conséquence d'un tel changement dans l'état anatomique est aisément saisissable. Qu'une portion d'os vienne, par hasard, à se nécroser, les choses se passeront comme dans une nécrose superficielle : le fragment, le pus ne seront plus ici emprisonnés, « séquestrés » ; ils seront, pour ainsi dire, aussitôt sortis que formés. De ce chef, voilà la gravité même de la nécrose supprimée. C'est dans cette transformation d'une nécrose centrale, invaginée, en une nécrose en quelque sorte superficielle, que nous puisons l'assurance d'un retour certain, prochain, à la réparation définitive.

L'histoire du malade IV est peut-être encore plus instructive, en ce qu'elle est un exemple frappant de l'impuissance des méthodes ordinaires. Nous ne revenons pas sur ce point, auquel nous nous sommes arrêté au début de ce travail, mais voilà un jeune homme qui, à deux reprises, a subi l'opération de l'évidement et qui, loin d'en retirer le plus léger bénéfice, n'a pas vu sa nécrose s'arrêter un seul jour, d'octobre 1873 à janvier 1878. Ces six années ont été, en dépit des efforts de la chirurgie, remplies entièrement par des accidents, qui ont été se rapprochant toujours davantage et augmentant chaque fois d'intensité. Le moment est venu où l'état général s'est trouvé aussi grave que l'état local, où les forces avaient disparu, où l'hecticité s'emparait du malade ; la situation particulière de la lésion ne permettant même pas de recourir à *l'ultima ratio* ordinaire, à l'amputation, c'est à la mort qu'il arrivait rapidement, et il est permis de dire que sa situation était désespérée.

L'application du drainage arrivait bien tard ; la mortification osseuse avait eu le temps de prendre de funestes proportions ; l'opération allait se faire sur un malade dont l'organisme était épuisé par cinq années d'une effroyable suppuration. Il semble que toutes les chances fussent contraires; eh bien, dès les premiers jours, la supériorité apparaît bien nette sur les autres modes de traitement. Ici, comme chez Lesage, comme chez les trois autres malades, les symptômes s'arrêtent brusquement; la douleur et la flexion forcée de la cuisse disparaissent; après l'élimination rapide et spontanée de quelques petits séquestres, le pus cesse de couler, et, moins d'un mois après l'opération, ce malade, ce condamné à mort, sort de l'hôpital dans un état de santé pleinement satisfaisant qui, depuis cette époque, n'a fait que se confirmer tous les jours. Aujourd'hui, lui comme le précédent, il vit de la vie normale, remplit aisément sans interruption ses fonctions de caissier, va, vient, se promène, se fatigue même, sans qu'aucun accident soit venu, depuis deux ans passés, troubler cette marche vers une guérison définitive.

Il est loin encore, sans doute, du moment où la cicatrisation aura réparé les ravages de cinq années de nécrose, mais ce qui est certain, c'est que la mortification a cessé de s'opérer et qu'il ne lui reste plus qu'à attendre patiemment l'obturation complète du foyer. Nous avons essayé de décrire l'état *où* l'a pris le drainage; nous venons de dire l'état où le drainage l'a mis : ce rapprochement a, nous semble-t-il, une éloquence significative.

Tout autre, au premier abord, est la conclusion que l'on peut tirer de l'observation V. Ce malade, opéré le 26 mai 1879, est, à l'heure qu'il est, encore couché dans un des lits de l'hôpital. Il en était sorti un mois après l'opération, pour voir revenir au bout d'une semaine tous les symptômes d'une poussée nouvelle. Il semble donc n'avoir retiré du drainage aucune espèce de bénéfice.

A cela nous répondrons par les remarques suivantes, que nous avons entendu faire à M. Després lui-même : ce chirurgien n'est pas arrivé sur l'os par une incision; il s'est servi d'une fistule dilatée ; il n'a pu, en dépit de son habileté, procéder avec la même sûreté que s'il avait largement découvert le fémur et constaté *de visu* le siège et les dimensions de la lésion. Il n'a pu, en particulier, s'assurer qu'il ne laissait pas dans le foyer de parties nécrosées ; il n'a pu, enfin, juger si les dimensions de ce foyer n'exigeaient pas le passage de deux drains au lieu d'un seul .Il est probable, il est même certain, d'après des signes tout récents, qu'il reste à éliminer des séquestres considérables. Rien dans ce fait qui compromette le succès du traitement. La voie est ouverte, elle est maintenue libre, béante, pour ainsi dire; ces fragments ne nécessiteront pas une opération nouvelle, ils se fraieront un chemin à côté du tube de caoutchouc et s'élimineront sans plus d'accidents que ceux qu'ont éliminé les malades précédents; mais jusque-là il ne faut pas s'attendre à voir disparaître la suppuration, la tuméfaction, l'abolition relative de fonction. Ces symptômes persisteront longtemps encore peut-être; ce n'est qu'à partir du moment où le foyer sera vide de tout séquestre, que l'œuvre de la cicatrisation pourra commencer et que la guérison commencera de son côté. Ainsi cette observation n'a une apparence négative que parce qu'elle est incomplète. Tandis que chacun des autres malades avait éliminé ses séquestres et vidé sa cavité de toute esquille en quelques jours, celui-ci n'y est pas encore parvenu. Il n'y a aucune invraisemblance à penser qu'une fois arrivé à la même situation locale que les autres opérés, il se comportera comme eux et, comme eux, verra se limiter, s'arrêter, puis disparaître sa nécrose.

Enfin nous mentionnons sous toute réserve l'hypothèse suivante : il se peut que chez ce malade comme chez celui de l'observation VII, la nécrose soit multiple, qu'il y ait, par exemple, deux foyers étagés. Si cela est, si le drain n'en traverse qu'un, il est évident que le succès ne sera possible que si le second foyer est soumis au même traitement que le premier. C'est ce que l'évolution ultérieure de la maladie démontrera. Dans le cas où l'hypothèse serait fondée, des fistules s'ouvriront, permettront à l'exploration de reconnaître la lésion jusque-là inaperçue et de fixer le diagnostic.

Ainsi que nous l'avons dit quelques pages plus haut, l'observation VI et l'observation VII qui datent, la première du 22 novembre, la seconde du 31 mars, sont trop récentes pour que l'étude en offre en ce moment un intérêt véritable au point de vue du succès du traitement; nous dirons seulement que le malade de la première est déjà sensiblement en voie de rétablissement, qu'il commence à marcher, à se promener au dehors, et que l'écoulement a pris des proportions bien moindres déjà.

Qu'il nous soit permis de faire remarquer, en terminant ce rapide examen de nos observations, combien la présence permanente du tube Chassaignac à travers les os est aisément supportée par les malades; qu'elle le soit quand l'opéré est encore couché dans un lit d'hôpital, c'est ce qu'explique l'état généralement fort douloureux dont il sort et le bien-être relatif dans lequel il se trouve. Mais il est remarquable de voir ces malades revenus à leur train de vie ordinaire, tolérer sans impatience, sans aucun accident, même léger, la présence d'un drain pendant de longues années. L'observation IV est surtout remarquable à cet égard. Chez ce malade, le tube de caoutchouc qui traverse obliquement l'os iliaque au niveau de la fosse iliaque chemine sous le muscle psoas, et une partie de son trajet est, par conséquent, contenue dans l'intérieur même de l'abdomen. Ici, plus qu'ailleurs, on pouvait redouter, du fait de la présence de ce corps étranger, des accidents inflammatoires, tels que les symptômes d'une psoïtis consécutive. Rien de pareil ne s'est jamais produit, pas plus chez ce malade que chez les autres. La tolérance est complète. Jamais cet appareil n'a été pour ceux qui le portent un obstacle à l'accomplissement d'aucun des détails de leur vie, si laborieuse qu'elle soit ; menuisiers, mégissiers, caissiers, etc., ces malades continuent d'exercer leur profession, font de longs voyages, supportent de grandes fatigues, affrontent de longues journées de marche sans voir survenir sur le trajet du drain aucun symptôme inflammatoire.

Quelques soins de propreté, un linge léger enduit de cérat, de cold-cream, et maintenu par un ruban, de simples lavages à l'eau pure, telles sont les seules précautions auxquelles ils soient astreints ; quelques-uns même se dispensent d'interposer ce linge entre le drain et leurs vêtements, le suintement ayant disparu.

Ce sont là des faits dont l'importance n'échappera à personne et qui méritaient d'être signalés. Il semble, au premier abord, qu'un traitement qui consiste à maintenir travers un os un tube de caoutchouc pendant deux, trois, quatre ans et plus, soit presque aussi affreux pour le malade que la nécrose elle-même, et il y a dans le simple énoncé de ce traitement, pour le profane ou pour l'observateur superficiel, quelque chose de répugnant. Nous venons de montrer combien les faits démentent cette première impression et font du drainage des os (nous ne parlons pas ici, bien entendu, de l'opération préalable) une méthode thérapeutique inoffensive, exempte de tout danger, exempte même, relativement, d'incommodité.

Le manuel opératoire du drainage des nécroses centrales est assez malaisé à décrire, pour la simple raison qu'il varie selon le siège et la disparition de la lésion. Il est évident, par exemple, que l'opération rapportée dans l'observation IV, où l'os iliaque est perforé de dedans en dehors, ne ressemble pas aux autres opérations pratiquées sur le fémur ou sur le tibia.

Il y a tout d'abord une remarque à faire sur l'époque à laquelle il convient d'opérer. Il ne faut pas intervenir trop tôt. Il faut attendre que les progrès de l'ossification périphérique soient suffisants pour que les perforations que l'on pratiquera ne compromettent pas la solidité de l'os. Billroth, dans ses leçons sur la nécrose, fait observer qu'en général le manchon est complet et suffisamment résistant quand le séquestre est libre. Or, il est en général aisé de s'assurer de la mobilité du séquestre à l'aide d'un stylet, d'une sonde conduite par les fistules jusque dans le foyer. Dans certains cas pourtant ce signe manque ; des granulations nouvelles maintiennent et immobilisent le fragment nécrosé ; ou bien la forme de ce fragment l'empêche de se mouvoir. Ainsi en est-il des fragments nécrosés du maxillaire, en raison de leur courbure. Dans ces cas, le chirurgien se guidera sur la durée de la maladie, et sur l'épaisseur de l'os, perçue à travers les parties molles.

« Il ne faut pas, dit M. Després dans l'instructif ouvrage dont nous avons déjà parlé, faire le drainage des os trop tôt. S'il était possible de poser une règle absolue, ce qui est bien difficile, on pourrait dire que le drainage des os est toujours indiqué un an après le début de la nécrose.

« Mais il y a des cas fort différents entre eux. Les nécroses sont plus ou moins aiguës, c'est-à-dire que la mortification de l'os et son élimination, ou la formation du séquestre, sont plus ou moins rapides. Depuis l'ostéomyélite aiguë, qui, lorsqu'elle ne cause pas la mort, cause une nécrose en deux mois (c'est ce qui a lieu pour la surface de section des os amputés) jusqu'à la nécrose indolente consécutive à une fracture sans plaie, la plus lente de toutes, il y a de nombreux intermédiaires. Le terme d'une année est fondé sur les phénomènes normaux de la réparation des os : un os fracturé n'est définitivement réparé qu'au bout d'un an On est donc en droit de supposer que dans les conditions ordinaires, à la fin d'une année, le gonflement de l'os a atteint son maximum, que le travail de production de l'os nouveau est terminé, et cela veut dire qu'il est séparé de l'os mort. Lorsqu'il y a des fistules, et qu'on sent un os à nu et mobile, même avant la première année écoulée, l'extraction du séquestre et le drainage sont indiqués. Si la nécrose est une récidive d'une ancienne nécrose, même si l'on ne sent pas de séquestre mobile, il suffit qu'on sente l'os dénudé : le drainage doit être institué d'emblée. »

Ainsi, d'une façon générale, il faut se guider sur l'observation directe à l'aide du stylet, ou si cette exploration reste muette, attendre à peu près ce terme d'une année.

Une fois le moment venu, l'opération décidée, comment la pratiquer?

Il est des cas où elle ne présente aucune difficulté. Telle est, par exemple, celle de l'observation VII, telle est encore celle de l'observation VI. Dans ces deux cas, c'est sur le tibia qu'a porté la perforation ; le tibia, os superficiel sur lequel on arrive d'emblée, n'offre aucune difficulté. Remarquons pourtant que ces deux opérations diffèrent entre elles, parce que le siège et la forme des lésions différaient aussi. Dans le premier cas, les fistules, peu nombreuses, concentrées autour d'une portion limitée de l'os, la tuméfaction également limitée, indiquaient une mortification peu étendue, localisée. Il n'y eut pas besoin de faire, à proprement parler, d'incision. Une fistule, simplement agrandie, permit d'arriver aisément sur le foyer et d'appliquer le trépan.

Chez notre dernier malade, au contraire, les orifices fistuleux distribués et comme étagés sur toute l'étendue du tibia, la tuméfaction générale de cet os, font prévoir que l'os est atteint dans presque toute sa longueur. Il ne suffit plus, ici, de le découvrir sur un point restreint; il faut qu'une vaste incision, parallèle à la crête, le mette tout entier sous les yeux du chirurgien. C'est grâce à cette opération préliminaire que l'on peut alors apprécier sans erreur possible l'état de l'os malade, que l'on constate deux cavités distinctes, et que l'on saisit la nécessité de les drainer toutes deux séparément.

Dans deux de nos observations, c'est le fémur qui a subi la perforation et le drainage. Dans les deux cas, le chirurgien est arrivé sur l'os à l'aide d'une opération préliminaire facile à exécuter : la dilatation de l'une des fistules par l'éponge préparée. (Disons toutefois, en passant, que cette dilatation, qui dure plusieurs jours, détermine chez le malade une réaction fébrile d'une certaine intensité, ainsi que l'on peut s'en convaincre par l'examen du tracé thermométrique de l'observation V ; ce symptôme est, bien entendu, sans nulle conséquence fâcheuse). Les incisions qu'il faudrait pratiquer, en effet, au milieu des tissus de la cuisse causeraient de tels délabrements, qu'il est plus sage d'y renoncer et de se réduire à cet artifice, qui consiste à profiter de l'une des ouvertures spontanées.

Cependant il ne faut pas oublier que ce procédé, s'il n'expose à aucun accident opératoire, présente, dans certains cas, de sérieux inconvénients. L'épaisseur des parties molles de la cuisse est très considérable, en sorte que le chirurgien, réduit à manœuvrer dans un canal relativement étroit, agit, en quelque sorte, à tâtons. Sans doute, avec quelque habileté, il tombera toujours sur le foyer de la nécrose, mais enfin il n'aura sous les yeux, ou plutôt au bout de son doigt ou de son stylet qu'une portion bien restreinte de l'os, celle qui correspond au champ de la fistule dilatée; il pourra difficilement juger de l'étendue de la mortification, il lui sera malaisé de procéder à une exploration complète de la cavité, d'être assuré que tous les séquestres ont été enlevés, qu'il n'y a pas plusieurs foyers au lieu d'un seul. C'est là un inconvénient qui mérite qu'on y réfléchisse. Nous devons cependant ajouter qu'avec le drainage, il est relativement peu important d'enlever tous les fragments osseux. S'il en reste, ils trouvent, s'il nous est permis d'employer cette expression, la porte ouverte. C'est un retard de quelques semaines ou de quelques mois apporté à la guérison, mais cela n'a pas d'autre gravité; ils s'éliminent tous peu à peu, ainsi qu'on a pu le constater chez tous nos malades, et ne causent aucun accident fâcheux.

Il est évident qu'il y a telle nécrose, tel siège du mal, pour lequel on ne peut à l'avance déterminer le procédé opératoire. Telle est la nécrose de l'os iliaque dont nous avons fait l'histoire. En pareil cas, c'est au chirurgien à s'inspirer des circonstances particulières, et à se tracer à lui-même les règles à suivre. Une telle opération peut présenter d'extrêmes difficultés, échouer même, quitte à être reprise d'une autre façon. Elle peut être aussi longue, aussi laborieuse qu'une simple perforation du tibia ou du calcanéum est aisée et rapide.

Nous ne saurions mieux faire, dans ce rapide résumé du

mode opérataire, que de citer ici quelques lignes de la *Chirurgie journalière :*

« Pour pratiquer le drainage des os superficiels, dit M. Després, il n'y a aucune difficulté. Le tibia et le calcanéum sont les os où l'opération est le plus facile. On fait une incision cruciale sur une fistule, ou bien on incise sur la partie saillante de l'os tuméfié, et qui correspond à une cavité de l'os, emprisonnant une nécrose centrale. Le périoste est incisé et décollé, et on applique une couronne de trépan avec arrêt (la plus large couronne possible, afin que le chirurgien puisse trouver place avec son doigt quand il voudra explorer le foyer de la nécrose). La sensation de résistance vaincue, la facilité que l'on a à extraire une rondelle d'os, indiquent que l'on est dans le foyer.

« Cela fait, on retire le trépan avec l'os détaché. On explore alors l'os avec le doigt indicateur, on extrait ensuite avec une pince ce que l'on trouve dans la cavité de l'os, balle, éclat d'obus, étoffe, ou simplement séquestres osseux. Puis on continue de perforer l'os avec un trépan, en enlevant le perforatif et en allant doucement : on scie encore une rondelle d'os dans le fond de la cavité. Sans doute on déchire un peu les parties molles au moment où l'on dépasse les limites de l'os, mais cela n'a pas grande importance, car ce que l'on déchire, c'est un périoste épaissi et moins susceptible de s'enflammer que des parties absolument saines.

« Une fois cette rondelle enlevée, on prend un trocart, et on perfore les parties molles, en évitant autant que possible le trajet des grosses artères et des gaines des tendons. Hormis ces parties, il n'y a rien à ménager. Le trocart, d'ailleurs, écarte les tissus plus qu'il ne les coupe. Puis un tube à drainage est passé au milieu des tissus sains.

« Le drain est généralement inoffensif. Ceux d'entre vous qui suivent le service depuis plusieurs années se rappellent un malade atteint de pseudarthrose du fémur consécutive à une fracture du tiers supérieur de cet os. Après avoir employé tous les moyens, nous avons passé un séton, c'est-à-dire un tube à drainage, dans le foyer de la fracture, et nous n'avons pas eu de suppuration. Les observations rapportées dans les journaux et les livres prouvent l'innocuité des drains passés au milieu du tissu sain.

« Lorsque l'os est profond, on ne saurait agir de même. Il est très peu prudent de faire au milieu des tissus de la cuisse, à la partie supérieure surtout, de grandes incisions qui puissent permettre de porter les couronnes du trépan sur le fémur. Voici ce que vous pourrez faire : au lieu d'inciser sur les fistules, dilatez-les avec de l'éponge préparée ; un petit cône d'éponge, gros comme le petit doigt, donnera une dilatation telle que vous pourrez porter deux doigts sur l'os. Cette pratique me paraît si bonne que je n'emploie plus d'autre méthode pour enlever les séquestres qui ne sont pas invaginés; jamais je n'ai vu d'inflammation à la suite de cette dilatation, et j'ai toujours pu extraire de la sorte des séquestres même volumineux. Quand le séquestre est invaginé, il vaut mieux se faire une large place et bien voir ce que l'on coupe ; mais si le séquestre est très petit ou si l'on veut simplement drainer la cavité de l'os, la dilatation suffit. On trépane l'os dénudé au fond de la fistule dilatée et on perfore la paroi opposée de la cavité avec le seul perforatif, le perforatif à quatre arêtes. Le trou fait par cet instrument est assez large pour passer un drain, et ce trou s'élargit avec le temps.

« Une fois le drain en place, il n'y a qu'à le mouvoir tous les trois ou quatre jours, en le faisant glisser dans le conduit où il est placé, afin que les bourgeons charnus n'entrent pas dans les trous et n'en oblitèrent pas la cavité. Au bout de quinze jours, la suppuration est réduite à presque rien, le pus s'écoule au fur et à mesure qu'il est produit. Le rôle du tube perforé est alors un rôle tout mécanique ; il empêche la plaie de se fermer avant le moment où la cavité osseuse est remplie. »

En résumé, il résulte de ces explications qu'une fois l'os mis à découvert, l'opération consiste à pratiquer deux ouvertures, l'une large, à l'aide de la couronne du trépan, dans la paroi de la cavité qui regarde l'opérateur ; l'autre étroite, à l'aide du perforatif seul, dans la paroi opposée. Les deux ouvertures sont inégales, parce que leurs rôles ne sont pas les mêmes ; la première doit permettre l'exploration aussi complète que possible de la cavité, et, s'il y a lieu, l'extraction des séquestres ; la seconde n'est destinée qu'à livrer passage au drain et, en conséquence, les dimensions en sont plus restreintes.

Pratiquement, l'exécution de cette première ouverture n'est pas toujours faite à l'aide du trépan. C'est ce que l'on peut voir dans l'histoire de notre dernier malade. Le foyer peut être allongé, la forme en peut être telle qu'il est plus commode de l'ouvrir à l'aide de la gouge et du maillet. C'est là, du reste, une variante dans le procédé qui n'a qu'une importance bien secondaire.

Le dernier temps de l'opération, celui qui consiste, une fois l'os perforé, à perforer les parties molles, peut aussi s'exécuter de diverses manières. Si les tissus à traverser ont une grande épaisseur, on aura recours, ainsi que nous le voyons prescrit dans les lignes citées plus haut, à un trocart introduit à travers l'os et manié avec circonspection.

Mais quand on n'a qu'une couche peu épaisse de muscles à traverser, il y a une méthode plus simple. Le perforatif, maintenu en place d'une main et même légèrement poussé, les doigts de l'autre main cherchent à en sentir la saillie à travers les tissus. Une fois la place déterminée, une boutonnière pratiquée au bistouri achève la perforation. Telle a été la manière de faire dans plusieurs observations.

Quant à la mise en place du drain, c'est là un point qui ne mérite pas qu'on s'y arrête. Rien n'est, en général, plus aisé. Une aiguille, à laquelle le drain est directement enfilé, l'entraîne à travers le conduit qu'on lui a ménagé. On peut encore ne le rattacher à l'aiguille qu'indirectement, à l'aide d'un fil.

Il nous semble que l'on pourrait avec avantage ajouter à ces mesures opératoires l'emploi de la bande d'Esmarch. Cet appareil a, du reste, été indiqué comme fort utile dans les opérations presque identiques de trépanation simple des os. Il y a là un précieux moyen d'éviter l'effusion du sang : avantage doublement précieux, pour le malade, à qui il évite une cause quelquefois très fâcheuse d'affaiblissement, et pour le chirurgien, qui peut alors, tout à loisir, explorer la lésion, sans être aveuglé par l'irruption d'une quantité de sang souvent considérable, que les éponges n'étanchent que difficilement.

Le pansement a toujours été des plus simples dans les observations qui font le sujet de ce travail. Les compresses d'eau de sureau, la charpie imprégnée d'eau alcoolisée, les vastes cataplasmes, sont les modes de pansement familiers à M. Després. A part quelques érysipèles sans conséquences fâcheuses, une cicatrisation prompte est toujours survenue sans accidents. S'il nous était permis cependant de faire intervenir ici nos préférences personnelles, nous dirions que nous regardons le pansement antiseptique comme particulièrement indiqué dans un procédé opératoire, dont la fin dernière est de tarir la suppuration. Nous n'avons pas ici à décider si l'emploi de l'acide phénique pourrait ou non empêcher l'érysipèle de s'emparer de la plaie; peut-être notre instinct nous porterait-il à résoudre affirmativement la question. Mais ce serait toucher à un litige bien épineux, sur lequel nos maîtres eux-mêmes sont loin d'être d'accord, et que notre manque d'expérience personnelle et de compétence pratique nous interdit d'aborder. Nous voulons simplement dire que l'emploi d'un liquide antiseptique nous paraîtrait utile pour mettre autant que possible le foyer de la mortification osseuse dans les meilleures conditions de cicatrisation. Nous l'emploierions volontiers, non seulement pour imbiber la charpie ou les linges qui recouvrent la plaie, mais surtout, une fois la plaie cicatrisée, sous forme d'injections poussées dans le foyer à l'aide du drain lui-même. Nous sommes persuadé que ces lavages, fréquemment exécutés, aideraient puissamment à la guérison et réussiraient à la hâter.

Nous avons été frappé, en lisant les *Cliniques chirurgicales* de M. le professeur Gosselin, de la crainte qu'il exprime à l'endroit des solutions de continuité pratiquées dans les os. A propos de ce malade dont nous avons parlé au début de cette étude et à qui il avait extrait deux volumineux séquestres invaginés, sans entamer l'os, l'éminent chirurgien se félicite de n'avoir pas eu à pratiquer d'ouverture et fonde sur cette considération son heureux pronostic. Il ajoute qu'il n'a jamais vu survenir d'accidents graves d'infection que lorsqu'une solution de continuité a été fraîchement opérée sur le tissu osseux.

Quant à nous, nous avons toujours vu la guérison des

trépanations suivies de drainage survenir sans le moindre accident. « Je ne connais pas, dit Billroth, un seul cas où cette opération (trépanation) ait été suivie de mauvais résultats. » Nous trouvons du reste, plusieurs années auparavant, la même idée exprimée avec la même énergie par Jobert de Lamballe (Nécrose et trépanation, in Journal hebdomadaire). « Je n'ai jamais remarqué, écrivait-il en 1836, d'accidents inflammatoires, ni de phlébite, à la suite de la trépanation ; et l'inflammation est facilement apaisée par de la charpie trempée dans de l'eau froide. » Même pratiquée sur un malade arrivé au dernier degré de l'affaiblissement, épuisé par de longues années de suppuration, même entourée de grandes difficultés d'exécution, comme c'est le cas pour notre malade IV, l'opération n'a été suivie d'aucun fâcheux symptôme, ni immédiat, ni éloigné.

Il nous reste, pour terminer cet exposé du mode opératoire, à parler du délai pendant lequel il convient de laisser le drain en place.

Ce point spécial a la plus grande importance. Il serait avantageux d'avoir à cet égard des règles précises, déterminées d'avance. Mais ces règles ne peuvent être fondées que sur l'étude comparative d'un grand nombre de cas ; elles doivent résulter d'une sorte de statistique. Le petit nombre d'années écoulées depuis le premier cas de drainage, la rareté relative des applications de ce traitement, expliquent que de semblables formules ne puissent encore exister. D'ici à longtemps, le chirurgien sera encore réduit à tâtonner, à ôter le drain, à le remettre s'il survient de nouveaux accidents, à procéder un peu à l'aveugle. Il y a cependant des moyens plus ou moins efficaces de s'assurer que le tube peut ou ne peut pas être définitivement enlevé.

« Pour savoir combien de temps il faut laisser le drain

en place, dit M. Desprès, il faut raisonner. Si la cavité de la nécrose est très vaste, il faut de longs mois, et, d'après le petit nombre de faits que j'ai observés, j'estime que pour le fémur il faut de dix-huit mois à deux ans, pour le tibia de six mois à un an, et, pour le calcanéum, où le foyer de la nécrose est petit, au moins huit mois. Mais la durée du traitement est très variable, et pour une autre cause. La durée du traitement doit être proportionnée à l'époque de la maladie à laquelle il a été institué. Il en est de la nécrose comme des arthrites et des kératites, et c'est peut-être pour la nécrose qu'un traitement régulier appliqué de bonne heure a le plus d'influence sur l'issue heureuse et rapide de la maladie. »

Nous pensons que le simple examen des observations contenues dans cette étude montre combien M. Desprès a raison de ne donner ces chiffres que sous toute réserve, et de constater une grande variabilité dans la durée de la cicatrisation. D'une façon générale, autant du moins que sept exemples peuvent donner matière à une sorte de généralisation, nous pensons que ces chiffres sont bien au-dessous de la realité. Sur les deux cas de nécrose du fémur dont nous avons fait l'histoire, l'un a pris onze mois pour guérir ; l'autre n'est pas encore arrivé à une guérison absolue après six années entières. On voit quelle marge ces deux exemples abandonnent à la détermination d'un délai fixe. Mais, en tout cas, l'exemple le plus rapide et le plus heureux de guérison porte à onze le nombre de mois nécessaire.

De même pour le seul cas de nécrose du calcanéum que nous ayons, et qui n'a guéri qu'au bout d'une année environ.

Nous avons entendu M. Desprès exposer cette idée que nous croyons fort juste, que le drain doit être retiré lorsqu'en le faisant glisser on constate qu'il est légèrement serré et que le frottement est doux et non pas rude. Lorsque cette sensation est nettement perçue, elle serait un signe certain que des bourgeons charnus emplissent la cavité osseuse, et que la présence du tube n'est plus qu'un obstacle à la cicatrisation complète.

M. Chassaignac, qui avait appliqué le drainage aux abcès symptomatiques des nécroses, et qui, en particulier pour les nécroses de la mâchoire, plaçait le drain au contact de l'os, indiquait, quant au point du traitement qui nous préoccupe, quelques principes qui retrouvent ici toute leur vérité :

« Eu égard à certaines nécroses, dit-il dans son ouvrage de la *suppuration*, il est un signe précieux (pour déterminer l'époque à laquelle le drain doit être enlevé), c'est l'absence de tout sentiment de rugosité quand on imprime au tube un mouvement de va et vient un peu rapide. Tant que ce mouvement est accompagné d'un frottement rude et rugueux, on peut tenir pour certain qu'il existe encore une partie nécrosée, et que l'élimination définitive ne s'est pas encore accomplie.

« Mais lorsque, conjointement avec l'absence de tout frottement rude dans les mouvements du tube, il y a absence ou quantité imperceptible de suppuration, de plus signe négatif de la présence d'un séquestre à l'exploration par le stylet, et enfin, retrait et dépression des orifices par lesquels passe le drain, on peut regarder comme définitif ce critérium de la guérison de la nécrose. Il se résume donc ainsi : absence de frottement rude, absence de suppuration, absence de sensation nécrosique, et enfin retrait des orifices. »

Ce sont là des instructions qui conservent toute leur

valeur alors que le drain traverse l'os au lieu de ne faire que le toucher. En somme, cette qualité spéciale du frottement, cette absence de rudesse, est un signe excellent. Elle se complète par le signe indiqué précédemment, la sensation que donne le tube qui, tout en glissant sans rugosité, est pourtant légèrement pressé. Que l'on y joigne l'absence, mais l'absence complète d'écoulement, et l'on aura à peu près l'ensemble des conditions qui indiquent que le moment est venu d'enlever le drain.

Il s'en faut toutefois que ces signes, même réunis, aient une valeur absolue. Il peut arriver, il est arrivé plusieurs fois, comme on peut le voir dans nos observations, que, le tube enlevé, l'écoulement reprenne une certaine activité. Rien n'est plus aisé alors que de remettre en place un nouveau tube. C'est à l'aide de tâtonnements successifs que le chirurgien arrivera à saisir le moment opportun. La règle essentielle est de ne pas enlever le drain trop tôt ; on perdrait ainsi rapidement les résultats de longs mois de traitement. Il n'y a, au contraire, que bien peu d'inconvénients à le laisser quelques semaines de plus qu'il n'eût été rigoureusement nécessaire.

Parvenu au terme de cette étude, et arrivé au moment où il est d'usage de formuler des conclusions affirmatives ou négatives, nous avouons que nous ne pouvons nous défendre de quelque embarras.

Pour qui a présente à l'esprit l'histoire ordinaire de la nécrose invaginée et l'interminable longueur de son évolution, pour qui se rappelle les longues années pendant lesquelles s'échelonnent les progrès intermittents de la lésion, il est évident qu'il faudrait, pour servir de base à des conclusions, des exemples remontant tous à une date éloignée. Il faudrait également que ces exemples fussent nombreux, afin d'en pouvoir tirer les éléments d'une appréciation statistique.

L'une et l'autre de ces conditions si nécessaires nous manquent en partie. Sept malades seulement ont subi l'opération du drainage, et pour trois d'entre eux l'application du traitement ne remonte qu'à quelques mois. On comprendra donc que nous nous sentions tenu à une grande réserve, alors même que nous ne puiserions pas dans le sentiment de notre faiblesse des raisons plus personnelles de prudence.

Cela dit, nous croyons pouvoir résumer notre travail dans les propositions suivantes :

I. L'ouverture du foyer et l'extraction des séquestres, même suivie de la rugination méthodique et de l'évidement des parois, sont le plus souvent impuissantes à amener une guérison définitive.

II. La raison de cette impuissance est probablement la cicatrisation des orifices avant celle du foyer, d'où résulte la rétention du pus dans une cavité close, ou au moins le séjour du pus dans une cavité incomplètement ouverte.

III. Cela étant, le maintien d'un tube à drainage, qui empêche la cavité de se refermer avant son oblitération complète et assure l'écoulement des liquides au fur et à mesure de leur formation, est théoriquement une excellente méthode de traitement.

IV. Pratiquement, cette méthode a donné d'excellents résultats dans le petit nombre de cas où elle a été appliquée et où elle a déjà eu le temps de les produire, alors même que les autres modes de traitement avaient complètement échoué.

V. Dans les cas où la guérison n'est pas encore survenue, il est permis de la tenir pour à peu près certaine, et en tout cas, on constate que le drainage met, en attendant, le malade en état de vaquer à toutes ses occupations, lui assure une vie normale, une santé satisfaisante, et le met à l'abri de tout accident.

VI. Jusqu'ici l'opération n'a jamais présenté de danger ni amené d'accident d'aucune sorte.

Nous ne voulons pas terminer cette étude sans remercier M. le Dr Després de la bienveillance qu'il a mise à nous ouvrir son service, et à nous faciliter les recherches. Il trouvera sans doute, dans les pages qui précèdent, bien des lacunes. Qu'il veuille bien les excuser en raison des difficultés du sujet. Notre unique ambition était de raconter fidèlement ce que nous avons observé, et de laisser autant que possible les conclusions et les appréciations générales se dégager des faits eux-mêmes. Nous avons fait de notre mieux pour y réussir.

Paris. — A. PARENT, imprimeur de la Faculté de Médecine, rue M.-le-Prince, 29-31.

www.ingramcontent.com/pod-product-compliance
Ingram Content Group UK Ltd.
Pitfield, Milton Keynes, MK11 3LW, UK
UKHW020417230726
13925UKWH00004B/1497